I0101219

Ernährung nach den 5 Elementen für Einsteiger

Band 2

Weitere Themen

von Eva Laspas
Dipl. TCM Ernährungsberaterin

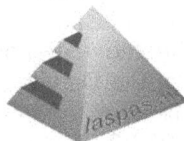

Verlag Laspas

Wichtiger Hinweis

Die in diesem Buch beschriebenen Methoden, Tipps oder Rezepte können und sollen nicht die Beratung durch Arzt oder TCM-TherapeutIn ersetzen. Bei Gesundheitsproblemen sprechen Sie bitte mit Ihrem Arzt, damit festgestellt werden kann, ob Sie medizinisch betreut werden müssen. Die TCM-Ernährung dient als Ergänzung zur ärztlichen Therapie oder zur Erhaltung der Gesundheit. Autorin und Verlag lehnen jegliche Verantwortung für Folgen, die direkt oder indirekt aus der Lektüre dieses Buches entstehen, ab.

1. Auflage
© 2015 Verlag Laspas, Wien
www.laspas.at
Alle Rechte vorbehalten.
Umschlaggestaltung: Pia Odorizzi, www.odorizzi.net
Layout und Grafiken im Innenteil: Eva Laspas
ISBN 978-3-9501593-5-6

Die höchste Arznei ist Liebe.
(Paracelsus)

Über die Nutzung dieses Bandes

Vorliegender Band ist eine Weiterführung des Bandes „Ernährung nach den 5 Elementen für Einsteiger, zahlreiche TCM-spezifische Begriffe werden hier nicht mehr erklärt.

Dennoch habe ich hier einen kleinen Auszug aus Band 1 über das Qi übernommen, es ist der wichtigste Begriff überhaupt, da:

Qi ist alles, was ist.

Ebenso habe ich auf die sehr ausführliche Beschreibung und Therapieform der „Mitte" hier verzichtet. Die eigentliche Anleitung für die TCM-Ernährung finden Sie in Band 1.

Vorliegender Band ist eine Sammlung aus vielen weiteren Artikeln die ich im Laufe von 12 Jahren für meine Internetseite www.laspas.at, Newsletter, in anderen Onlinemedien oder als Pressetexte geschrieben habe und dient interessierten LeserInnen zur Vervollkommnung der persönlichen Weiterentwicklung.
Einige wenige Artikel daraus finden Sie noch zur Gänze auf meiner neuen Internetseite „Informationsnetzwerk für die Gesundheitsvorsorge Festival der Sinne", wo Sie sie kostenlos lesen können, andere nur als Anriss.

Hier finden Sie auch „Bonusmaterial" – die Nahrungsmittelliste, die Sie auf meiner Homepage www.laspas.at herunterladen können.

Freude und Erkenntnisse durch die Lektüre dieses Buches wünsche ich Ihnen!

Ihre
Eva Laspas

Inhalt

Wichtiger Hinweis   2

Über die Nutzung dieses Bandes   4

Unsere Lebensenergie - Qi & Co   7

Allgemeine Themen   13

Ahhh - alternative Durstlöscher   14

Außerhalb der Zeit leben?   16

Beflügelt durch innere Reinigung   18

Ein Kreuz mit dem Kreuz   20

Erschöpfung im Körper   21

Fleischkonsum oder nicht?   24

Fünf Sinne aus Sicht der TCM   27

Gesundheit   30

Geruchssinn – Harmonie in der Lunge   33

Geschmack als Therapie   35

Heuschnupfen – der Frühling naht   39

Knochenschmerzen   42

Musik in der Küche   44

Nasenrinnen, Augenjucken – Allergien kommen   47

Osteoporose – wenn die Knochen mürbe werden   49

Stress und der Mangel an Schlaf   51

TCM-Tipps für den Herbst   53

Trauer – Zeit des Rückzuges   54

Weg mit Übergewicht – der Weg nach der TCM   58

Zunge, Meister der Sprache und des Schmeckens   60

Zungenprobleme   62

Frauen- und Kinderthemen   65

Begegnung von Himmel und Erde – ein Kind entsteht   66

Frauensache – die Menstruation   68

Kinderernährung   70

Nachlassen sexueller Bedürfnisse im Wechsel   73

Schwangerschaft und Ernährung   74

Stillen - Nahrung für Körper und Seele   77

Palast des Kindes 79

Tao – Lebensphilosophie 83

Das Tao (Teil 1) 84

Das Tao der Frau und der weiblichen Sexualität (Teil2) 86

Das Tao der Liebe und Sexualität (Teil 3) 91

Das heilende Tao (4) 93

Das Tao des Selbstmanagements (5) 98

Der Atem, das Leben, das Tao (6) 101

Das Tao in der Praxis (7) 104

Das Tao des Erfolges (8) 107

Biografie Eva Laspas 110

Literatur 111

Links 114

Unsere Lebensenergie - Qi & Co

Praktische Anwendung im Alltag

Alle fünf Säulen der Chinesischen Medizin arbeiten mit dem Qi. Qi ist der Atem des Lebens. Ein etwas abstraktes Wort, eine unsichtbare Größe, die uns ‚unfassbar' erscheint. Das ist zum Einen so, weil diese Energie viele unterschiedliche Formen und Dichten annehmen kann (ähnlich wie Nebel), zum Anderen scheint uns Arbeit mit einer unsichtbaren Größe wenig Sinn zu machen. Denn alles, was wir anscheinend nicht spüren, ist schwierig zu Be-greifen. Daher habe ich Ihnen einiges an praktischen Tipps zum Verständnis des Qi's aufgeschrieben. Es soll Ihnen Spaß machen, Ihr Qi kennenzulernen und animieren, die eine oder andere Qi-Arbeit (Qi Gong, Tai Chi, Yoga oder TCM) einmal auszuprobieren.

Warum ist am Ende meiner Energie noch so viel Tag übrig?

Ich möchte Ihnen gerne folgendes Gedankenmodell vorstellen:
Sie haben einen kleinen Gascampingkocher und möchten so lange wie möglich mit dieser kleinen Menge an Gas (= Energie) auskommen. Stellen Sie sich nun vor, dass Sie Tee kochen. Was würden Sie als Teewasser verwenden, um so wenig wie möglich an Gas zu verbrauchen, Eiswürfel oder schon vorgewärmtes Wasser?
Sie lächeln. Natürlich, Sie würden das warme Wasser verwenden.
Was hat das mit Ernährung zu tun? Es ist ein Vergleich: Die Energie des Gases setze ich hier mit unserer Lebensenergie gleich, die uns für einen Tag und für ein ganzes Leben zur Verfügung steht. Und das Wasser oder die Eiswürfel mit unserer Ernährung ...

Was ist Qi?

In der chinesischen Literatur finden sich unzählige Versionen des Qi's. Feine Konzentrationen, die ich gerne vergleiche mit einem leichten Nebel, der sich an einem Sommermorgen über dem Wald hält. Dichtere Konzentrationen, die man sich wie dichter Nebel im November vorstellt. Da man Qi nicht ‚greifen' kann, ist natürlich schwer, es ‚begrifflich' zu machen. Und doch kann jeder Mensch den Qi-Fluss spüren, z. B. dann wenn wir eine ‚Gänsehaut' bekommen. Dabei spüren wir das Qi, das unsere Poren schließ und unsere Haare sich aufstellen lässt.

Die unterschiedlichen Arten des Qi's kann man sich auch vorstellen, wie die Punkte auf einer Plakatwand. Wenn Sie weit weg stehen, dann sehen Sie ein Bild. Treten Sie aber näher und näher, dann zerfließt das Bild in Einzelteile - in größere oder kleinere Punkte.

Vielleicht können Sie sich ein noch besseres Bild machen vom Qi, wenn Sie sich die ungefähre Zeichenerklärung des chinesischen Zeichens für Qi bildlich vorstellen.
Das Zeichen bedeutet "Einem Gast geschnittenen Reis als Nahrung anbieten." Der untere Teil des Zeichens bedeutet ‚Reis' - also feste Materie,

und der obere Teil bedeutet ‚Dampf' oder ‚Atem' - also "feinstoffliche" Materie. Es hat also sehr viel mit Luft, dem Äther zu tun aber auch mit fester Nahrung.

Wo befindet sich das Qi?

Die wesentliche Quelle des Qi's in unserem Körper sind nach der TCM die Nieren. Hier wird die Lebensenergie gespeichert. Das Qi selber bewegt sich im menschlichen Körper in Leitbahnen, die Meridiane genannt werden. Ich vergleiche sie gerne als ‚Autobahnen', in denen die Energie in einer bestimmten Richtung fließt. Die Meridiane versorgen bestimmte Organe mit Qi. Jedes Organ hat seinen Meridian. Und in jedem Meridian fließt das Qi in eine bestimmte Richtung.

Manchmal gibt es einen ‚Stau' auf diesen Autobahnen, Blockaden, die verhindern, dass das Qi frei fließen kann. Blockaden, die wir z. B. dann spüren, wenn wir Schmerzen haben. Denn einer der Schmerzursachen ist eben die Blockade des Qi-Flusses. Manchmal passiert es auch, dass eine Blockade im Meridian so groß ist, dass sich der Qi-Fluss umdreht. Das wohl deutlichste Beispiel ist der Qi-Fluss des Magens. Normalerweise geht er hinunter (der Magen entleert sich ja auch nach unten), gibt es einen Qi-Stau entsteht Übelkeit; dreht sich der Qi-Fluss um, dann entleert sich der Magen nach oben (erbrechen).
Manchmal verschwinden Schmerzen, wenn wir uns bewegen oder die schmerzende Stelle streicheln oder massieren. Durch Bewegung kommt das Qi wieder in Fluss - der Schmerz verschwindet. (Schmerzen können aber auch aus anderen Gründen entstehen. Unklarheiten klären Sie bitte mit Ihrem Arzt ab.)

Qi ist immer da, es fließt überall, ist eine kosmische Kraft und alles besteht aus Qi. Manchmal in dichter Form, manchmal in feiner. Über das Qi sind wir daher mit allem verbunden, alles ist eins. Mit dieser Feststellung begeben wir uns von der grobstofflichen Materie der Ernährung zur feinstofflichen und spirituellen Betrachtungsweise - dem Taoismus.

Wo können Sie Qi tanken?

Qi ist der Motor, der alles nährt und verwandelt. Qi ist für unzählige Vorgänge in unserem Organismus wichtig. Solange das Qi sich bewegt, lebt der Organismus. Unser Qi bemerken viele von uns erst, wenn es fehlt. Wenn wir uns müde und ausgelaugt fühlen.

Nach der TCM gibt es zwei wesentliche Quellen an Qi für uns. Die *eine Quelle, das soge- nannte 'vorgeburtliche Qi'*, bekommen wir zum Zeitpunkt unserer Zeugung von unseren Eltern mit. Dieses Qi steht uns als ‚Notreserve' zur Verfügung und wir können es mit meditativen Übungen, Qi Gong, Tai Chi oder Yoga pflegen.

Die zweite Quelle, nachgeburtliches Qi genannt, können wir täglich aufs Neue gewinnen. Es ist das Qi, das wir für unser tägliches Leben benötigen und erneuert sich zum größten Teil über

die Nahrung,
die Atmung,
den Schlaf und
das Sonnenlicht.

Weitere Quellen sind aber auch:
Tai Chi,
Qi Gong,
Yoga und
meditative Techniken.

Wenn wir jetzt beispielsweise folgendes betrachten: Der Tag war stressig, unsere Atmung eher flach. Zum Essen gab es aus Zeitmangel nur Naschereien. Sorgen nehmen uns den Schlaf.
Ergebnis: Unsere Energiespeicher konnten sich nicht ausreichend füllen. Im Laufe des Tages wird die Energie knapp: Zunächst kein Problem, denn an diesem Punkt bedient sich der Körper der vorgeburtlichen Energie. Das geht automatisch und ohne dass wir es merken.

Im Laufe des Lebens verringert sich das vorgeburtliche Qi - auch das ist ein natürlicher Vorgang. Ist kein vorgeburtliches Qi mehr vorhanden, endet unser Leben. Damit das nicht zu rasch passiert, pflegen wir TCM'ler unser vorgeburtliches Qi, indem wir unser nachgeburtliches Qi täglich maximal auffüllen.

Sie sehen also, wie wichtig es ist, sich gesund zu ernähren, richtig zu atmen und auch ausreichend zu schlafen!

Qi in aller Kürze:
Aktive Energie (Ursprung aller willentlichen und unwillentlichen Bewegungen)
Nimmt verschiedene Formen an
Bewegt die Nahrung, das Blut und alle Körperflüssigkeiten
Wärmt (von außen über die Haut)
Hält Organe an ihrem Platz
Schöpferische Kraft (bestimmt physische und psychische Kraft)
Kreativität der Gedanken
Muße und Ruhe helfen Qi bei der Entfaltung

Einen Mangel an Qi könnten Sie unter anderem bemerken:
Mutlosigkeit
Verlust von Interesse und Teilnahme
Kälteempfindungen, Frösteln
Taubheitsgefühl (Einschlafen der Glieder)
Ödeme (Flüssigkeitsansammlungen)
Chronische, dumpfe Schmerzen

Einige Lebensmittel, die das Qi bewegen:
z. B. Karfiol, Knoblauch, Lauch, Fenchel, Zwiebel, Rettich, Salat, Essig ...

Einige Lebensmittel, die das Qi auffüllen:
z. B. Butter, Schlagobers, Reis, Kartoffel, Champignons, Kürbis, Haselnüsse, Rind, Hirsch, Hase, Fasan, Weintrauben, Erdnüsse.

Das Qi in der Nahrung:
Zurück zu unserem Modell mit dem Gascampingkocher. Sie erkennen, dass warme Nahrung für unseren Körper besser zu verwerten ist. Er braucht weniger Energie, um die Nahrung ‚aufzuwärmen' oder gar zu kochen. Sie kochen und erwärmen Ihre Nahrung auf dem Herd und nicht mehr in Ihrem Magen und Darm.

Mit der Temperatur ‚warm' ist aber nicht nur die Zubereitungstemperatur gemeint. Jedes Lebensmittel hat von Natur aus eine bestimmte Temperaturwirkung im Körper. Manche wirken kühlend, andere neutral oder erwärmend.
Kühlende Nahrungsmittel helfen unserem Körper im Sommer, belasten ihn aber im Winter. Diese Erkenntnis können wir auch bewusst nutzen, zum Beispiel, wenn wir Fieber haben. Dann hilft uns etwa eine kühlende Birne. Wenn wir aber im Sommer zu viel Eis nicht vertragen haben, hilft uns unter Umständen eine Scheibe Ingwer, die Birne würde unsere Übelkeit noch verstärken.
Um zu erkennen, welche Nahrungsmittel wann am Besten gegessen werden, schauen wir uns bei Mutter Natur um. Sie lässt in jeder Jahreszeit und in jedem Klima genau das wachsen, was für den Organismus optimal ist. Ist es heiß, stellt sie abkühlende Lebensmittel zur Verfügung, ist es draußen kalt, dann gibt es bald keine "frischen" Gemüse und Obst mehr. Das was wir dann noch bekommen, sind Lebensmittel, die trotz der Kälte erhältlich sind, weil sie als "Lagergemüse" oder "Lagerobst" unserem Organismus im Winter Wärme zuführen können.

‚Warm' bedeutet für jeden Menschen etwas anderes. Was für den einen schon ‚heiß' ist, ist für den anderen noch ‚kalt'. Wichtig ist hier, die persönliche Wohlfühltemperatur heraus zu finden.

Wenn Sie sich näher mit der Energie in der Nahrung beschäftigen möchten, führt der erste Schritt über warme Nahrung und warme Getränken. Später wählen Sie nur mehr Nahrungsmittel der Saison aus und spüren selbst die Wirkung der Nahrungsmittel auf Ihren Organismus. Sie stellen sich aus erwärmenden, kühlenden und neutralen Lebensmitteln immer genau die Mahlzeit zusammen, die Ihrem persönlichen Bedürfnis entspricht.

Bald schon spüren Sie positive Veränderungen in Ihrem Energiehaushalt und wagen sich weiter hinein in die wohlschmeckende energetisierende Welt der TCM-Ernährung. Und schon bleibt Ihnen genügend Energie bis zum Tagesende.

Simmern Sie Ihre Nahrung:
‚Simmern' bedeutet, Nahrungsmittel langsam zu erwärmen und so lange Energie zuzuführen, bis sie für den Organismus verträglich werden. Wie lange eine Speise gesimmert wird, hängt also von der persönlichen Verdauungsleistung ab.
Vielleicht empfinden auch Sie, dass gesimmerte Nahrung, also Nahrung in die die Energie langsam hinein geflossen ist, diese im Körper auch langsam abgibt. Und Nahrungsmittel, die rasch gekocht werden, z. B. im Druckkochtopf, ihre Energie auch rasch wieder abgeben. Es fühlt sich an, wie wenn die Energie ‚verpufft'.

Tiefkühlnahrung:
Nach der TCM wohnt in tiefgekühlten Nahrungsmitteln kein Qi mehr. Stellen Sie sich vor, Sie frieren Wasser in einer Glasflasche ein. Das Wasser dehnt sich beim Gefrieren aus, die Flasche (die Zellwand) zerreißt, das ‚Qi' verpufft. Menschen, die sich großteils von Tiefkühlnahrung ernähren, spüren den Mangel an Qi (siehe weiter oben) deutlich.

Mikrowelle:
Über die Mikrowelle gibt es unzählige Studien. Hier geht es aber nicht über die Strahlung, die austritt oder nicht, hier geht es um die Wirkung der Wellen auf die Lebensmittel und die Reaktionen des Körpers.
Ich möchte hier das Endergebnis eine Schweizer Studie, die der Umweltbiologe Dr. H.U. Hertl 1989 durchgeführt hatte, gefunden im Buch "5 Elemente Ernährung" von Barbara Temelie (siehe Literaturliste), kurz zitieren. (Den gesamten Wortlaut finden Sie im Buch von Barbara Temelie.)
"Die gemessene Auswirkungen der Mikrowellen über die Nahrung auf den Menschen zeigen, im Gegensatz zur nichtbestrahlten Nahrung, Veränderungen im Blut, die auf den Beginn eines pathogenen Prozesses hinweisen, und wie sie auch bei der Auslösung eines Krebsgeschehens vorliegen."

Allgemeine Themen

Ahhh - alternative Durstlöscher

Kühlende Getränke für die Sommerglut nach Rezepten der TCM
Wenn die Sonne herunterbrennt, bricht uns schon durch die Vorstellung der Schweiß aus. Empfohlen wird, die Trinkmenge zu erhöhen, damit der Flüssigkeitsverlust wieder ausgeglichen wird. Die TCM sieht übermäßigen Schweißverlust als kräfteraubend an. Müde und schlapp wird der Mensch. Wer kennt das nicht im Sommer? Der Elan der kühlen Tage ist dahin.

Eiskaltes verbraucht Energie
Viele Menschen versuchen, ihren Durst durch eisgekühlte Getränke zu löschen. Doch die kalten Getränke entziehen dem Körper nicht nur Energie, weil er sie erst auf Körpertemperatur aufwärmen muss. Die Kälte kann auch die Energie Qi blockieren. Das Qi hat unterschiedliche Aufgaben im Körper, eine davon ist es, durch den Körper zu fließen und uns wach und agil zu machen.
Trinken Sie lauwarme Getränke, leicht gesüßt. So halten Sie wertvolle Energie im Körper und bleiben einen ganzen langen Sommertag fit und leistungsfähig. Natürlich kommt es im Sommer nicht nur auf die Getränke, sondern auch auf die Art der Ernährung an. Ein warmes Frühstück und weiterhin gekochte Nahrung, die eben kühl genossen wird unterstützen den Körper bei seiner Schwerarbeit in der Sommerhitze. Auch hier gilt natürlich – jedem Menschen das seine, denn keine zwei Menschen sind gleich.

Anleihe bei den Söhnen der Wüste
Menschen, die in Wüstenregionen leben, trinken viel Tee – vorzugsweise Pfefferminztee. Warmen Tee, der stark gesüßt wird. Sauermilchprodukte, Joghurtgetränke, Getränke aus Getreide und Obst oder Gemüse. Mit so einem Getränk stillt man auch gleichzeitig den Hunger. Denn bei starker Hitze sollten wir die schweren und fettigen Zubereitungen eher meiden. Mutter Natur lässt in den heißen Regionen der Erde auch ganz spezielle Lebensmittel gedeihen, die unserem Körper helfen. Feigen, Orangen, Mandarinen, Zitronen, Ananas - hier lassen sich leckere Getränke zubereiten – aber bitte nicht mit Eiswürfel genossen!

Wer durch die Hitze schlecht schläft, kann auf die Qualitäten des Weizens zurückgreifen. Aus Weizen zaubert man ein Getränk, das lecker schmeckt. Man kann Weizen aber auch gekocht als Beilage servieren oder aus Weizengrieß unzählige kühle Leckereien zaubern.
Allgemeine Rezepte finden Sie in zahlreichen Kochbüchern nach den 5 Elementen.

Fahrplan durch den Sommer
Ganz generell achten wir im Sommer darauf, kühlende und frische Nahrung zu uns zu nehmen. Wir passen auf, nicht zu viel Kälte zuzuführen und unseren Körper zu stark zu unterkühlen. Nach einem langen Tag im Bad, wo wir ausgiebig im kühlen Wasser waren, sollten wir am Abend etwas Wärme

über warme Nahrung zuführen. Hier noch ein Eis zu essen kann unter Umständen zu Kälteblockaden mit Übelkeit und Durchfall führen.
Wer die Möglichkeit hat, soll frisches Obst und Gemüse – noch sonnenwarm - direkt von der Pflanze essen. Alternativ dazu kann man aber auch Obst vor dem Genuss etwas an die Sonne legen, um es mit Energie „aufzuladen".

Außerhalb der Zeit leben?

Ernährungslehre nach der Traditionellen Chinesischen Medizin beschäftigt sich nicht nur mit Nahrung für unseren Körper. Ernährung bedeutet in der Chinesischen Medizin auch, Seele und Geist zu nähren. Nahrung für Seele und Geist ist unter anderem das Verweilen im Augenblick. Ein „Heraussteigen" aus der Zeit sozusagen ...

In der klassischen Ernährungsberatung nach der TCM schauen wir uns nicht nur an, wie wir unseren Körper ernähren. Auch welche Nahrung für Seele und Geist wir uns zuführen, findet Beachtung.
Dass wir uns mit Fast Food nicht Gutes tun, das hat sich allgemein herumgesprochen, viele von uns *fühlen*, dass Fast Food ihren Körpern schadet. Was noch nicht so bekannt ist, ist, was „Fast Food für Seele und Geist" bedeutet. Hierzu zählen zum Beispiel negative Zeitungsmeldungen, Fernsehsendungen, Meldungen im Radio oder die Krankengeschichte der Oma, die wir jedes Mal erzählt bekommen, sobald wir die Oma besuchen.

Alles was wir aufnehmen, d. h. essen, hören, sehen, riechen oder fühlen, ist Nahrung für unsere Dreieinheit – Körper, Geist und Seele. Je nach Qualität dessen, was uns geboten wird, nützt uns diese Nahrung mehr oder weniger.

Zuerst im Außen erkennen ...
Um überhaupt auf die Vielzahl der „Nahrung" aufmerksam zu werden, die wir tagtäglich aufnehmen, gilt es, diese als solche überhaupt zu erkennen. Weitere Schritte sind dann, sie zu beobachten und sie für sich anzunehmen oder abzulehnen.

Beobachten Sie also, was Sie täglich aufnehmen. Das Radio läuft den ganzen Tag? Hören Sie genau hin und zählen Sie die positiven Meldungen und Gespräche, die hier geführt werden. Und entscheiden Sie, ob Sie weiterhin das Radio einfach mitlaufen lassen möchten oder lieber eine schöne CD abspielen wollen ...

Haben Sie schon einmal bewusst auf die Dialoge in Filmen geachtet? Hier gibt es (fast) kein freundliches Wort, und das beginnt leider schon bei den Kinderfilmen. Eine Klientin hatte Magenschmerzen an dem Tag, als sie zu ihrer Coachingstunde zu mir kam und wir gingen der Ursache auf den Grund. Sie hatte am Vortag die Sendung „Supernanni" gesehen, und die darin gezeigten Szenen hatten sich ihr im wahrsten Wort „auf den Magen geschlagen".
Es ist also nicht immer das schwere Essen vom Vortag, das uns in der Früh noch im Magen liegt, auch schwer verdauliche Sendungen haben es in sich. Entscheiden Sie selbst, ob und wie viel Sie von der Nahrung, die uns das Fernsehen bietet, sich zuführen möchten ...

... dann im Inneren ...

Verbringen Sie einige Tage ganz bewusst damit, darauf zu achten, wo und wie viel Sie von dieser „Nahrung" aufnehmen möchten. Über dieses intensive – **be-wusste** – Beobachten, kommen Sie in einen Zustand vom „im Augenblick" leben. Sie leben so immer mehr Augenblicke sozusagen „außerhalb" der Zeit.

Nachdem der erste Schritt getan ist, können Sie bei sich selber weiter machen. Beobachten Sie Ihre Gedanken und Worte. In der Chinesischen Medizin sagt man, dass man den Zustand des Dickdarms an der Wortwahl erkennt. Menschen, die recht verschmutzt sind im Inneren, gebrauchen auch sehr häufig „schmutzige" Worte, fluchen und schimpfen.

Dabei geht es gar nicht darum, ein schlechtes Gewissen zu bekommen, wenn wir uns dabei ertappen „Fast Food" auszusprechen, viel wichtiger ist, seine Denkweise und Sprachweise langsam zu verbessern. Denn – was wir „ausscheiden" (sprechen) bekommen ja andere als „Nahrung" serviert ...
Lustig ist das Ganze als Spiel schon mit Kindern ab 9 Jahren. Hier kann man „Positiv Sprechen" spielen – also einfach plaudern, über den Tag sprechen und dabei POSITIV bleiben. Probieren Sie es aus! ;-)

... und schließlich Meister sein!
Was das jetzt alles mit dem Thema „Zeit" zu tun hat? Nun, all diese Übungen – vom Beobachten zum Selber machen, brauchen nicht nur Zeit, bis sie in uns wachsen und blühen können, sie helfen uns auch, qualitativ hochwertigere Zeit zu gewinnen. Das Beobachten ist eigentlich nichts anderes, als seine Aufmerksamkeit auf etwas zu richten und dort zu belassen. Das „im Augenblick leben" eben, das in so vieler Menschen Munde ist. Durch dieses „im Augenblick" leben, gewinnen Sie effektiv Zeit, die „Zeit" rinnt nicht mehr so rasch durch Ihre Finger, der Augenblick wird länger, das Leben intensiver in seinen Farben.

Manchmal taucht dann etwas während des Tages auf, einen Augenblick nur, indem Sie ganz sicher sind, nur ein Spiel zu spielen, und damit fallen alle Hemmnisse ab, Schwierigkeiten werden klein, Lösungen stellen sich ein. Dann sind Sie MeisterIn Ihres Lebens.

Beflügelt durch innere Reinigung

So kommt Schwung in den Darm und ins Leben
Mit dem Frühjahr kommt auch die ideale Zeit, seinem Magen-Darm-System
Zeit der Ruhe zu gönnen. Wenn die Natur wieder erwacht und alle Säfte
sprießen, dann fühlt man sich wunderbar leicht und munter, wenn man eine
Entschlackungskur gemacht hat.
Der richtige Zeitpunkt für einige Tage innere Reinigung ist daher die Zeit,
wenn es beginnt, warm zu werden, aber noch nicht alle Pflanzen blühen.
Durch unsere Ernährung und die kalte Jahreszeit bleiben mehr Schlacken im
Darm liegen, als notwendig. Mit gezielter Anleitung und persönlichem Plan
gelingt es jedem, diese notwendige Entlastung für seinen Körper zu schaffen.

In der Kürze liegt die Würze - Hungern verboten!
Entschlacken nach der TCM geht sehr einfach und sollte nicht zu lange
dauern. Je nach Typ kann man mit Saft, Gemüsesuppe oder Getreide
entschlacken. Menschen, denen öfter kalt ist, entschlacken besser mit
Getreide, zum Beispiel Hafer, Naturreis oder Grünkern. Eine ideale Kurdauer
ist für „Neueinsteiger" ca. drei Tage, zwei Tage zum Vorbreiten und
mindestens zwei Tage zum Ausklingen. Achten Sie auch darauf, Ihren Darm
in Funktion zu halten. Unwohlgefühle oder Kopfschmerzen am ersten Tag
können von ungenügender Darmentleerung oder zu wenig Trinken kommen.
Bei einem persönlichen Gespräch berate ich Sie gerne, welche
Entschlackungsmöglichkeiten für Sie persönlich am Besten sind. Wer
Medikamente nimmt oder sich sonst nicht ganz wohl fühlt, der sollte
unbedingt mit seinem Arzt über die geplante Kur sprechen.

Viel Schlaf, Bewegung, Bauchmassagen, Leberwickel, Ruhe und
Entspannung und andere Tipps unterstützen den Körper bei seiner Arbeit.
Hunger braucht man bei der Getreidekur nicht zu leiden. Man isst vom
Getreide so viel man möchte. Überhaupt soll die Kur keine „Strafe" sein.
Wohltuend sind einige von Pflichten befreite Tage, wo man tut, was einem
Spaß macht.

Das Äußere spiegelt das Innere
Die Entschlackungsvorgänge im Körper kann man positiv beeinflussen, wenn
man die Zeit der Kur dazu nützt, auch seinen Kleiderschrank, Dachboden
und Keller auszumisten. Ideal wäre natürlich, die ganze Wohnung von
Dingen zu befreien, die man schon lange nicht mehr braucht. Gerade für
Mensch, die öfter von Verstopfung geplagt werden, ist das Weggeben und
Verabschieden von nicht mehr gebrauchtem Gegenständen manchmal ein
Lösungsansatz.
Die chinesische Philosophie besagt, dass das Element „Metall", dem der
Dickdarm zuzuordnen ist, von „Enge" und „Fülle" belastet wird, die
notwendige Energie kann nicht fließen.

„Ich selber miste zwei Mal im Jahr aus. Probieren Sie es einfach aus – wenn Sie Platz schaffen für Neues, wird auch Neues kommen. Neue Arbeit, neuer Schwung und viel Energie."

Ein Kreuz mit dem Kreuz

Woher kommt der Schmerz? Ursachen auf den Grund

Wer kennt es nicht? Ziehen und spannen – Kreuz- oder Nackenschmerzen, andauernd oder plötzlich. Schmerzen entstehen aus Sicht der TCM entweder aus blockierten Qi oder Blut. Das Qi ist unsere Lebensenergie, die in den Nieren gespeichert wird und sich in den Leitbahnen, Meridiane genannt, durch unseren Körper bewegt. Für jedes Organ gibt es Leitbahnen. Ähnlich wie auf der Autobahn verläuft das Qi in jeder Leitbahn in einer bestimmten Richtung. Kommt es nun aufgrund von übermäßiger Feuchtigkeit, Wind-, Temperatureinwirkung oder manuellen Einflüssen auf den Körper zum Stau des Qi's. Und das tut weh. Bei jedem Menschen treten Beschwerden aus unterschiedlichen Ursachen auf. (Grundsätzlich empfiehlt es sich, einen Arzt zurate zu ziehen.) Eine der Hauptursachen sieht die TCM in der zu kalten Ernährungsweise der Menschen. Frau Laspas sagt dazu: „Rohe oder kalte Lebensmittel müssen von unserer Lebensenergie, die den Sitz in den Nieren hat, erst aufgewärmt werden. Das ‚Hinaufpumpen' macht bei vielen Menschen ziehende bis krampfende Schmerzen in der Nierengegend, weil hier mühsam Wärme in den Magen ‚gezogen' wird. Viele meiner Klientinnen erfahren eine rasche Verbesserung ihrer Beschwerden, allein dadurch, dass sie ein warmes Frühstück essen."

Wenn uns die Hexe ‚erwischt':

Schon unsere Omas sagten: „Kind, zieh dir Socken an, sonst bekommst du Schnupfen!" – Sie wussten, wovon sie sprachen. Kälte und Feuchtigkeit, die über die Füße in den Körper eindringen, können den Blasenmeridian blockieren, besonders, wenn wir schon wenig Energie im Körper haben. Dieser läuft über die Fersen, den Po, links und rechts neben der Wirbelsäule über den Nacken den Kopf hinauf und endet über der Nasenwurzel, ungefähr dort, wo die Augenbrauen anfangen. Menschen, die öfter über Hexenschuss klagen, erinnern sich, dass sie vorher feuchter Kälte ausgesetzt waren und ein bis zwei Tage später oft eine Verkühlung bekamen. Dabei kann die Hexe uns im unteren Rückenbereich oder im Nacken treffen, es können aber auch ‚nur' ziehende Schmerzen auftreten – die wir alle als Vorboten einer Verkühlung kennen.

Erste Hilfe in Sachen Hexenschuss:

Hat man nun aus Gründen der feuchten Kälte im Winter einen Hexenschuss oder ähnliche Schmerzen bekommen, kann man als Sofortmaßnahme eine Tasse scharfen Ingwertee trinken. Durch die Schärfe kann der Körper die Kälte und die Krankheitskeime leichter abwehren. Zu vermeiden in dieser Situation wären saure Früchte und alles Kalte. Grundsätzlich hat sich bei allen regelmäßig auftretenden Rückenbeschwerden eine Umstellung auf die TCM-Küche bewährt. Die chinesische Ernährungslehre ist eine Jahrtausende alte Weisheit, die sich mit der Wirkungsweise der Nahrungsmittel befasst. So kann individuell auf jeden Menschen eingegangen und ganz spezielle Ernährungspläne ausgearbeitet werden.

Erschöpfung im Körper

Unser Leben ist meist bestimmt von vielen „Müssen", der versteckte Zwang, der hinter dem Wort steckt erschöpft Körper, Geist und Seele. Doch auch anstrengende Arbeit erschöpft uns. Erschöpfung ist bis zu einem bestimmten Grad normal, wenn Sie sich aber ständig müde und ausgelaugt fühlen, dann ist es Zeit, am Energiedepot zu arbeiten.

Wenn wir nach einem langen arbeitsreichen Tag müde und erschöpft ins Bett fallen, hat unsere Erschöpfung eine greifbare Ursache. Nach einer Nacht erholsamen Schlafes sind wir dann wieder fit und munter.
Hier geht es um eine andere Art der Erschöpfung – chronisch müde und erschöpft sein, macht unser Leben zu einem grauen Einheitsbrei, durch den wir uns nur hindurchschleppen.

Zahlreiche Belastungen, die sogenannten „Müssen" belasten uns, meist scheint es keinen Ausweg zu geben, wir müssen das und jenes tun, wer sollte es denn sonst machen?
Im Grunde ist es ganz einfach – wir haben eine bestimmte Menge an Energie (Qi) zur Verfügung, wenn wir mehr ausgeben, als wir durch Ernährung, Atmung und Schlaf wieder einnehmen, dann gehen wir der Erschöpfung (Qi-Mangel) entgegen.

In jedem Fall sollten Sie sich bei starker Erschöpfung von einem Arzt untersuchen lassen, damit eventuelle Erkrankungen, die mit Erschöpfung beginnen, frühzeitig erkannt werden können.

Erster Schritt – Energieausgaben eindämmen:
Durchforsten Sie Ihr Leben und Ihre „Müssen". Überlegen Sie, was Sie gar nicht machen möchten und, wie Sie diese Aufgabe abgeben oder eventuell sogar ersatzlos streichen können.
Viele Dinge, die wir ganz automatisch machen, weil sie schon immer so gemacht wurden, sind vielleicht gar nicht mehr notwendig oder zeitgemäß oder es passiert auch nichts, wenn wir sie einige Wochen nicht tun bzw. Sie an Kinder, Ehemänner oder bezahlte Hilfen abgeben oder Kollegen darum bitten.

Zweiter Schritt – Energie tanken:
Durch ausgewogene Ernährung und die Wahl bestimmter Lebensmittel können Sie wieder Energie tanken.

Gegen Energiemangel können Sie folgende Lebensmittel in Ihren Speiseplan einbauen:
Haferflocken, Haselnüsse, Hühnchen, Ei, Ingwer, Erdnüsse, Hirse, Sojabohne, Tofu, Rosinen, Butter, Reis, Kartoffel, Champignons, Karfiol, Kürbis, Rind, Hirsch, Hase und Fasan, Aal, Garnele, Languste und Barsch, nur um einige zu nennen.

Sind Sie nach einem langen Winter erschöpft, dann helfen hier meist grüne frische Kräuter - Bärlauch, Spinat, Löwenzahn, Brennnessel, Petersilie, Schnittlauch ...

Wichtig ist, dass Sie ein warmes gekochtes Frühstück zu sich nehmen. Dazu eigenen sich pikante Speisen (vom Vortag aufgehoben) oder süßliche Getreidebreis (z. B. Getreide mit Obst und Nüssen). Dabei kommt es, wie bei allen anderen Ernährungsformen, auf Ihren persönlichen Guster an.
Wenn Sie eine Ernährungsberatung bei mir machen, bekommen Sie anhand des ermittelten Energiestatus Ihres Körper eine genaue Mappe mit Lebensmittellisten sowie Rezepten.
Damit können Sie beginnen, zu experimentieren und Ihre persönliche Zusammenstellung sowie Menge der Mahlzeiten zu finden.

3 Mal täglich warme Mahlzeiten eigenen sich im Fall eines starken Energiemangels besonders, das fehlende Qi wieder aufzufüllen. Je nachdem woher der Mangel kommt, können Sie blutaufbauende oder Qi-aufbauende Rezepte von mir in Ihrer Mappe bekommen.

Besonders Frauen, so sie noch menstruieren, können, je nach Energiestatus und Konsequenz, innerhalb weniger Monatszyklen ihre Power wiedererlangen. Genaueres bespreche ich während einer Ernährungsberatung persönlich mit Ihnen.

Hausmittel
Im Buch „Traditionelle chinesische Hausmittel" von Xinhua Wang finden Sie zahlreiche Hausmittel für alle möglichen Krankheiten von A-Z geordnet. Mithilfe der einfachen Anleitungen können Sie häufige Beschwerden erfolgreich selber begegnen. Gegen Erschöpfung schlägt die Autorin, eine chinesische Ärztin, die in Amerika praktiziert, Folgendes vor:

> Achten Sie auf ausreichend Schlaf und einen regelmäßigen Schlafrhythmus.
> Achten Sie auf ausgewogene Mahlzeiten mit allen Nahrungsmittelgruppen, ganz besonders wichtig ist ein gesundes warmes Frühstück.
> Teilen Sie Arbeit und sonstige Aktivitäten vernünftig ein, damit es zu keiner Überbelastung kommt.
> Trinken Sie ausreichend Wasser, denn auch Wassermangel kann zu Erschöpfung führen.
> Nach einer stressigen Phase sollte eine der Entspannung kommen.
> Bewegung macht leitungsfähig. Gehen Sie 20 bis 30 Minuten pro Tag flott spazieren. Zusätzliches Tai Chi versorgt den Körper mit Energie und beruhigt den Geist.
> Verzichten Sie auf Rauchen und Alkohol.

Zusätzlich können Sie es mit chinesischer Massage versuchen:

Vier Möglichkeiten finden Sie im Buch notiert, wählen Sie diejenige aus, die Ihnen am meisten zusagt oder eine Kombination von mehreren:

Den Punkt unterhalb des Fußballens in der Mitte, am Ende des vorderen Drittels der Fußsohle (Niere 1).
Den Punkt zwei Fingerbreit unterhalb des Bauchnabels in der Mitte des Bauches.
Den Punkt in der Mitte des Schädeldaches, der auf der Verbindungslinie der höchsten Punkte beider Ohrmuscheln liegt.
Die Vertiefung vier Fingerbreit unterhalb des Randes der Kniescheibe und einen Daumenbreit außerhalb des Schienbeines.

Fleischkonsum oder nicht?

Immer mehr Menschen entscheiden sich bewusst, kein Fleisch mehr zu essen. Ob Fleisch oder keines, das ist hier die Frage. Dies ist kein Plädoyer für oder gegen Fleisch, bzw. Vegetarismus. Es sind einfach meine Gedanken aus Sicht der TCM.

Wenn sich die Horrormeldungen über Tierhaltung und diverse Vergiftungen durch Fleischgenuss wieder einmal mehren, vergeht vielen von uns der Appetit auf Fleisch. Kein wunder, wenn sich immer mehr Menschen dazu entscheiden, auf Fleisch zu verzichten.
Soweit so gut, doch Fleischgenuss bringt unserem Körper auch wichtige Energie – chinesische gesehen, Yang-Energie. Yang-Energie gibt uns Wärme und Kraft, sie ist ein Teil unserer Lebensenergie.

Ich persönlich bin weder für noch gegen Fleisch, sehe Fleisch wie alle anderen Lebensmittel auch: **als Lebensmittel von Mutter Natur.**

Wenn wir Lebensmittel als Mittel zum Erhalt des Lebens ansehen, Mittel, die es unserem Körper erlauben, gesund zu bleiben und die Gesundheit zu erhalten, dann wird auch schon klar, was Paracelsus gemeint hat mit:

Die Dosis macht das Gift.

Egal was wir essen, wenn wir zuviel davon bekommen, macht es uns krank. Ich kann mich noch erinnern, vor ca. 30 Jahren, also ich gerade in die Drogistenlehre ging, war ein Fall in den Nachrichten, wo sich eine Frau mit Karottensaft trinken umgebracht hat. Sie wollte braun sein und trank täglich 3 l Karottensaft. Durch die übermäßige Aufnahme von Vitamin A (das fettlöslich ist und Überschüssen können daher nicht ausgeschwemmt werden) starb sie an Leberzirrhose.

Fleisch – seit Urzeiten
Fleisch war lange Zeit ein mehr oder wenig fester Bestandteil der menschlichen Ernährung. Aus dieser Zeit sind unserem Gebiss auch die Eckzähne geblieben, die gemeinsam mit den flachen Mahlzähnen, eindeutig auf einen „Mischköstler" hinweisen.

Das im Winter kalte Klima unserer Region konnte nur überlebt werden, wenn man hie und da Fleisch zwischen die Zähne bekam. Je höher wir in den Norden kommen, desto kälter das Klima, desto weniger Pflanzen gedeihen, umso wichtiger ist das Fleisch als Lebensmittel.

Wenn ein Eskimo, der nahezu ausschließlich von Fisch und Fleisch lebt, auf Vegetarier umsteigen würde, würde er nicht lange leben. Im Schnee und Eis gibt es überhaupt keine Pflanzen mehr und das Fleisch der Fische und Robben hält satt und warm.

Je weiter wir in den Süden kommen, desto leichter fällt es den Menschen natürlich, fleischlos zu essen, denn hier übernimmt es die Sonne, das fehlende Yang in der Nahrung zu ergänzen. In dem Klimawechsel, der immer stärker spürbar wird, den immer wärmer werdenden Sommern, greifen wir ganz natürlich zu Pflanzenkost, wenn wir auf unseren Körper und seine Bedürfnisse hören.

Fleisch in kalten Regionen
Je kälter es ist, desto weniger „Grün" gibt es zu speisen. Und wenn wir mit einem Auge bei Mutter Natur bleiben, dann erkennen wir, dass es im Winter sehr wenig an „Grünnahrung" gibt. Natürlich ist es für uns Menschen aus dem 21. Jahrhundert sehr einfach, im Supermarkt alles zu bekommen, was wir möchten, doch ob das nach wochenlangen Reisen noch besonders gesund ist, ist die Frage.

Die TCM-Ernährung, plädiert dafür, sich nach Region und Jahreszeit zu ernähren. Kirschen im Sommer, Karotten im Winter. Daher kann der Fleischanteil in der Nahrung im Winter auch steigen. Besonders Menschen, denen häufig kalt ist, können als rasche Kraftnahrung zu Suppen oder Eintöpfen mit Fleischanteil greifen. Ihnen wird ungleich rascher wieder warm.

Vom Lebensmittel zur Medizin
In der TCM-Ernährungsberatung sehe ich immer wieder Menschen – besonders Frauen, die durch jahrelangen Fleischverzicht (und keine ergänzende yangchireiche Ernährung) Kälteerscheinungen im Körper haben. „Kälteerscheinungen" verwende ich hier für alle möglichen Beschwerden, die abgesehen von kalten Händen und Füßen auftreten können, wie z. B. flüssigen Stuhl, Kreuzschmerzen, Menstruationsbeschwerden aber auch Probleme mit den Knien, der Wirbelsäule, Zahnprobleme, Haarausfall, etc.

Wenn wir also Fleisch zur Erhaltung der Yang-Energie einsetzen und uns dementsprechend ernähren (auf die Dosis achten!) und auch auf die Herkunft (Bio) und dann auch noch wertschätzend mit dieser Ressource umgehen, dann steht Fleisch unter einem anderen Aspekt.

Kraftspender Fleisch ersetzen
Möchten Sie also auf „fleischlose" Kost umsteigen oder essen Sie schon länger fleischlos? Dann achten Sie darauf, dass Sie das fehlende Yang mit warmen Lebensmitteln, gekochten Speisen und warmen Gewürzen ausreichend ergänzen.
Wenn Sie nicht so strikt vegan leben möchten, dann empfehle ich Ihnen, Kraftbrühen mit Fleisch im Winter, wenn es besonders kalt ist, wenn Sie schwanger werden möchten oder schon schwanger sind, bzw. nach der Geburt und in der Stillzeit.

„Wärmespender" sind unter anderem:

Anis, Basilikum, Bohnekraut, Chili, Kurkuma, Curry, Dill, Maroni, Estragon, Fenchel, Frühlingszwiebel, Ingwer, Kardamom, Lauch, Leinsamen, Lorbeer, Meerrettich, Muskatnuss, Nelken, Paprika, Pfefferoni, Petersilienblätter, Pfeffer, Rapsöl, Rosmarin, Salbei, Schnittlauch, Senf, Thymian, Vanille, Wacholderbeeren, Walnüsse, Zimt, Zwiebel

Achten Sie darauf, besonders in der kalten Jahreszeit auf „auskühlende und kalte" Lebensmittel zu verzichten. Z.B. Yoghurt, Südfrüchte, Salate…

Fleisch erdet – Fleisch aus spiritueller Sicht

Ein Blick in die Religionen der Erde zeigt uns auch einen sinnvollen Gebrauch mit Fleisch.

Religionen aller Welt haben auch schon immer Lebens-Regeln erstellt, die dem Klima entsprechend den Menschen Richtlinien für ein langes Leben geboten haben:

Indien, das Ursprungsland vieler Religionen **wie z. B. Hinduismus,** Buddhismus, Jainismus, Sikhismus, ist ein Land mit eher heißem Klima, nur in den nördlichen Regionen bekommt es im Winter 10 bis 15 Grad, was unseren Temperaturen gegenüber immer noch „warm" ist. All diese Religionen vermeiden weitgehend Fleisch. Das ist bei Temperaturen von im Sommer 40 – 50 Grad nicht nur für den Organismus ohne Weiteres erträglich, es half auch, die Menschen vor Infektionen (z. B. durch verdorbenes Fleisch) zu schützen.

Yogis lehnen Fleischgenuss auch strikt ab – doch ist ihr körperliches Betätigungsfeld weitaus geringer als das unsereins, z. B. Müttern mit 3fach Belastung oder ManagerInnen ... Wer wenig körperliche Arbeit leitet (Yang), verträgt auch reduzierten Fleischgenuss.

Westliche Religionen in kühleren Regionen der Welt begrenzen Fleischverbot nur auf bestimmte Zeiträume, z. B. zwischen Fasching und Ostern. Das ist dann auch schon genug der stark Yang-reduzierten Kost.

Osho nimmt sich in einem seiner Bücher über das Fasten kein Blatt vor den Mund. Er schreibt, dass spirituelle Menschen glauben, durch das Fasten näher bei Gott zu sein, doch das Gefühl das sie durch das Fasten bekämen, wäre nicht die Gottesnähe, sondern die Nähe des Komas.

Fünf Sinne aus Sicht der TCM

Die Lehre der 5 Elemente entstand vor vielen tausend Jahren aus Naturbeobachtungen. Jahreszeiten, Tageszeiten, Organe und Funktionsabläufe des Körpers können so nicht nur eingeordnet werden, sondern an Hand ihrer Symptome und Darstellung können auch Rückschlüsse auf ihren energetischen Stand gemacht werden. So sagen uns unsere fünf Sinnesorgane etwas über die jeweilige Funktion der zugeordneten Organe ...

In vergangenen Ausgabe habe ich immer wieder über die Zuordnung unterschiedlicher Naturereignisse (Mittag, Abend, Sommer ...) Zu den 5 Elementen der TCM (Erde, Metall, Wasser, Holt und Feuer) geschrieben. Auch Lebensabschnitte und Abläufe lassen sich in dieses System bringen. Kindheit, Jugend, Eltern sein, zweiter Lebensabschnitt und Greis oder von der Empfängnis bis zur Geburt, alles läuft innerhalb der 5 Elemente ab.

Bei der Diagnose in der TCM werden alle Funktionen der einzelnen Organe abgefragt, so auch die der Sinnesorgane. Lesen Sie hier nun, welches Sinnesorgan welchen Funktionskreislauf zugeordnet ist und was es uns über die dazugehörigen Organe sagt.

Hören – die Niere öffnet sich in den Ohren
Das wohl bekannteste Merkmal sind die Ohren. Mit zunehmenden Alter wird unsere Nierenkraft schwächer und damit auch unsere Hörleistung. Therapeutisch gesehen ist es die Nieren-Essenz (Niere hat 3 unterschiedliche Energien: Yin, Yang und Essenz), die zu wenige vorhanden ist, wenn wir unseren Hörsinn einbüßen.
Kommt man ohne Gehörsinn auf die Welt, so wird dieser Essenzmangel als ein angeborener angesehen. Bei Überbelastung, Stress oder Überforderung (Burn Out) kann die Essenz auch plötzlich entleert werden und es kann zu plötzlichem Hörverlust kommen.
Essenz kann immer wieder aufgefüllt werden, ist jedoch ein Vorgang, der sehr viel Zeit und Achtsamkeit bedarf. Richtige Ernährung, Qigong, Akupunktur oder chinesische Heilkräuter können helfen, die Essenz rascher aufzubauen. Bei dieser Therapie spielt natürlich auch das biologische Alter eine große Rolle.

> **Einige Nahrungsmittel, die unsere Nieren stärken:**
> Nüsse, besonders Walnüsse, schwarzer Sesam, Selleriewurzel, Rosinen, Ginseng, Maulbeeren, Kirschen, Hirse, schwarze Sojabohne, Maroni, Spargel, alle Beeren, Nieren, Knochensuppen ...

Sehen – die Leber öffnet sich in den Augen
Das Blut der Leber (Blut ist auch eine Energieform, fester als Qi) nährt unser Auge. Fehlsichtigkeit wird einem Ungleichgewicht in der Leberenergie

zugeordnet, allerdings nur dann, wenn die Fehlsichtigkeit plötzlich auftritt. Alle Veränderungen im Auge zeigen Vorgänge im Körper an, die nicht „rund" laufen. Sollte plötzlich etwas am Auge entstehen, macht es Sinn, zu einem TCM-Arzt zu gehen, um das Entstehen von Krankheiten im Vorfeld zu verhindern.

Die Frage nach der Nachtsichtigkeit gibt mir Aufschluss nach dem Zustand des Leberblutes. Schlechte Sicht in der Dunkelheit oder gar Lichtempfindlichkeit in der Dunkelheit (Autofahrer in der Nacht, die sich bei Gegenlicht extrem gestört fühlen) zeigen mir, wie stark der Mangel an Leber-Blut ist.

Wenn wir verschwommen sehen und oder dazu noch Kopfschmerzen haben, dann leert sich das Blut bereits.

Besonders Frauen sind extrem gefährdet, da wir jeden Monat Blut verlieren. Hier können wir in der Zeit der Menstruation richtig gut Blut aufbauen (siehe meinen Artikel im November).

Einige Nahrungsmittel, die unser Leber-Blut stärken:
Spinat, Mangold, Pinienkerne, Pistazien, Spargel, Avocado, Weintrauben, alle Beeren, Leber, Sesamöl, Amaranth, gelbe Sojabohne, Kohlsorten, Butter, Löwenzahn ...

Ausnahme: Die Zunge öffnet sich im Herzen
Eine Ausnahme gibt es im System, doch wenn wir hier einen „Sinn" zuordnen müssten, dann wäre es am Ehesten noch das „Fühlen", nämlich das der Lebensfreude. Doch dahin kommt man nur über einen Umweg.

Über die Zunge gelangt man auf Aufschlüsse, die die Energie im Herz betreffen. „Mit gespaltener Zunge" sprechen, schon hören wir etwas über die Qualität des Sprechers. Klare Stimme und deutliche Aussprache zeigen mir etwas über die Herz-Energie. Sowohl leises undeutliches Sprechen (eher Kälte), wie auch das ununterbrochene Sprechen (eher Hitze) haben ihre Bedeutung. Bei der Zungendiagnose (siehe im Archiv den Artikel zur Zungendiagnose) sehe ich die Energie des Herzens schon in der Art, wie mir die Zunge gezeigt wird. Sehe ich bereitwillig und viel von der Zunge hat das Herz viel Yang (Herzenswärme und Offenheit, Mensch muss nichts zurückhalten), sehe ich nur sehr wenige oder gar nur die Zungenspitze, fehlt es dem Herzen an Yang (hier fehlt die Fähigkeit, aus „sich herauszukommen"...). Hier auch die Verbindung zum „Gefühl", wage ich es, mich zu öffnen und habe ich Zugang zum „Fühlen" oder bin ich eher verschlossen, zeige keine Gefühle ...

Beobachten Sie Ihre Zunge am besten jeden morgen nach dem Aufstehen, sodass Sie ein Gefühl für „Ihre" Zunge bekommen. Sollte sich plötzlich hier etwas Drastisches verändern (z. B. eine Verkühlung kann u. U. sich durch starken weißen Belag zeigen), fragen Sie Ihre Ernährungsberaterin oder Ihren TCM-Arzt. Meist kann man hier mittels Veränderung in der Ernährung rasch gegensteuern.

Einige Nahrungsmittel, die unser Herz stärken:

Hafer, Buchweizen, Hirse, Sesam, Pistazie, Rind, Huhn, Vogerlsalat, Ei, Bohnenkraut, Rosmarin, Datteln, Rosinen ...

Schmecken – die Milz öffnet sich in den Mund

Eine gesunde Energie im Bereich Magen/Milz lässt uns alle fünf Geschmacksrichtungen gut erleben. Säuglinge und kleine Kinder können noch nicht alle Geschmacksrichtungen schmecken, weil ihr Magen/Milz noch nicht „gereift" sind. Im Alter kann es dann zu gänzlichem Verlust des Geschmackssinns kommen, viele Menschen im Wasser-Element können öfter nur mehr salzig und süß erkennen.

Auch der Mundgeschmack lässt Rückschlüsse auf die Zustände im Körper ziehen. Bitterer Mundgeschmack zeigt auf ein Ungleichgewicht in Magen, Leber oder Herzen in Verbindung mit Hitze. Süßer Mundgeschmack zeigt mir ein Ungleichgewicht im Bereich der Milz. Ein saurer Mundgeschmack zeigt die Energie von Leber und Magen. Haben wir einen metallischen Mundgeschmack geht es um Missstimmungen im Lungenbereich. Und bei einem faden Mundgeschmack geht es um – je nach weiteren Anzeichen um Leere in der Niere oder Störungen im Bereich Milz und Magen.

Einige Nahrungsmittel, die unser Erdelement (Magern/Milz) stärken:

Alle Lebensmittel, die aus der Erde kommen – also alle Knollen, Wurzeln ... dazu längere Garzeiten, süßlich schmeckende Lebensmittel, Obst.

Riechen – die Lunge öffnet sich in die Nase

Geruchs und Geschmackssinn hängen eng zusammen. Ursprünglich war unter dem Begriff „Essen" nicht nur die Nahrungsaufnahme durch den Mund gemeint, sondern auch die Aufnahme der Gerüche der Nahrung. Auch das chin. Zeichen für Qi zeigt einen festen Anteil (Reis) und einen feinstofflichen Anteil (Dampf).

Wenn wir verkühlt sind, unsere Nase „zu" dann haben wir oft keinen Geruchssinn mehr. Die Lunge ist also hier das Organ, das über einen ausgeprägten Geruchssinn herrscht.

Kann durch die Energie der Lunge „gerochen" werden, sorgt die Energie des Herzens dafür, ob wir den Geruch als „Duft" oder „Gestank" wahrnehmen. Ob wir nun extrem empfindlich auf Gerüche sind oder eher sehr wenig riechen, es geht um die Energie in der Lunge.

Einige Nahrungsmittel, die unsere Lunge stärken:

Mandeln, Hafer, Erdnüsse, Walnüsse, Sellerie, Marotte, Champignon, Rosinen, Marille, Heidelbeere, Karpfen, Basilikum, Bohnenkraut, Rosmarin, Majoran ...

Gesundheit

Gesundheit ist ein Zustand, wo alles fließt. Pures Gold scheint durch unsere Adern zu fließen, alles gelingt und trägt zu unserer Lebensfreude bei. Gesundheit ist, wenn unsere Lebensenergie Qi frei fließen kann. So wie der Fluss in der Landschaft sich seinen Weg sucht, so möchte auch das Qi in unserem Körper frei und ungehindert fließen.

Die Chinesische Medizin betrachtet alles aus dem Blickwinkel der Ganzheitlichkeit. Die Grundessenz dieses Denkens ist das Existieren einer Energie, die Qi genannt wird. Qi ist aber nicht nur Energie alleine, Qi ist das Leben selbst.
Man könnte Qi aber auch „Atom" nennen, denn alles um uns und jeder von uns besteht aus Qi. Aus einer Urmaterie, die sich bewegen muss, um lebendig zu sein. Gesundheit ist der Zustand, in dem wir sind, wenn uns nichts einengt, nichts bezwingen möchte und sich nichts in uns staut.

Qi – unsere Lebensenergie
Qi fließt durch unseren Körper wie ein Fluss durch eine Landschaft. Es weiß, wo es zu fließen hat, kennt genau, wie schnell oder langsam es wann und wo fließen soll. Das funktioniert bestens und seit vielen tausend Jahren.
Qi sind unsere Emotionen, die fließen, explodieren oder sanft in uns kreisen. Qi ist die Luft die wir atmen, Qi das Wasser, das wir trinken. Qi bringen uns Schlaf und Meditation.

Das Wesen der Lebendigkeit ist, das sie sich bewegen möchte. Wird der Fluss des Qi's nun durch irgendetwas behindert und gerät in Stau, dann macht sich das bemerkbar. Gesundheit aus Sicht der Traditionellen Chinesischen Medizin ist dann, wenn das Qi gemäß seiner Vorbestimmung fließt.
Je nachdem, wo das Qi sich nun staut, entstehen Krankheit. Ein Qi-Stau der Emotionen führt zu psychischer, Qi-Stau im Körper zu physischer Krankheit. Nach dieser Philosophie ist also nicht eine Fehlfunktion Ursache einer Krankheit, sondern eine Störung im inneren Gleichgewicht – im Qi-Fluss.

Wie Qi-Stau entstehen kann
Stellen Sie sich einen Fluss vor. Er fließt frei und ungehindert durch eine Landschaft. Fällt nach einem Gewitter nun ein großer schwerer Baum in den Fluss, so wird sich dort das Wasser stauen, es sucht sich einen anderen Weg, steigt vielleicht über das Ufer hinaus und zerstört so die Bauten von mehreren Kleintieren.
Oder wir Menschen zwingen den Fluss in Bahnen, die er nie von selbst geflossen wäre. Wir begradigen und stören so den natürlichen Qi-Fluss. So kommt es dann zu Spitzenzeiten zu Überschwemmungen, die vielen Menschen das Leben kosten.

Wenn wir uns Tag für Tag über etwas ärgern, einen Kollegen, ein Familienmitglied und es nie zur Sprache bringen, dann staut sich das Qi. Die Aussprache, das „es sich von der Seele reden" bringt das Qi wieder in Fluss.

Unsere Unzufriedenheit mit unserem Leben selbst ist aber vielleicht der größte Faktor für einen Qi-Stau. Diese Unzufriedenheit währt viele Jahre, durch das getaute Qi fällt es uns auch schwer, Veränderungen herbei zu führen, denn wenn Qi sich auf der einen Seite staut, dann ist auf der anderen Seite zu wenig vorhanden.
Viele Menschen leben also einfach nur so dahin mit ihrem Frust auf das Leben und der Qi-Stau wächst stetig weiter. Irgendwann vielleicht bringt ein großes Ereignis, eine schwere Krankheit, das Qi wieder in Fluss. Der Mensch „wacht" auf, nimmt sein Leben in die Hand und verändert, was Ursache des Staus war.

Wenn wir länger sitzen, dann staut sich das Qi, denn wir sind in der Mitte abgeknickt und wenn dann noch unsere Hose zwickt oder besonders eng anliegt, dann kann das Qi nur sehr schwer fließen. Spannungen im unteren Rippenbereich und Seufzen erleichtern das Leber-Qi.

Das Qi wieder in Fluss bringen
Um Gesundheit wieder herzustellen, muss also der natürliche Fluss des Qi's wieder hergestellt werden. Wenn Qi sich staut, dann merken wir das. Druck, ein sich „Unwohl fühlen", Schmerzen. Auch Wut oder Trauer sind Gefühle, die Anzeigen, dass Qi sich staut.

Hier können Ihnen die unterschiedlichsten Therapieformen der Chinesischen Medizin helfen. Akupunktur lenkt das Qi durch die Nadel, Chinesische Kräuter lenken das Qi durch die Kräuter, Ernährung durch den gezielten Einsatz von Nahrungsmitteln.
Die Tuina-Massage arbeitet an der Körperoberfläche und in den Energieleitbahnen. Und Qi Gong, Tai Chi oder andere sanfte Techniken lenken das feinstoffliche Qi in uns.

Die größte Macht, die Qi wieder in Fluss bringen kann, ist die Liebe. Und Liebe wird aus dem Herzen geboren. In alten Schriften kann man immer wieder lesen, dass die Chinesen von sich behaupten, mit dem Herzen zu denken. Denn im „Heiligtum" Herzen brennt unsere Bewusstseinsflamme.

Spüren Sie in sich hinein und finden Sie, wo sich Ihr Qi staut. Legen Sie alles ab, was Sie beengt, Kleidung wie Gewohnheiten oder von zu vielen Sachen in Ihrer Wohnung. Suchen Sie neue Wege, lassen Sie Ihr Qi fließen – Ihrer Gesundheit zu liebe.

Wege zu Heil
In dem Buch „Medizin und Alchemie" von Heinz Klein geht es um „Wege zum Heil im traditionellen China" schreibt der Autor: „Der chinesische Medizinklassiker Huang-ti Nei-ching vertritt die Auffassung, dass Krankheit

und Tod erst dann beim Menschen auftraten, als er die Bindung mit dem höchsten Prinzip löste und stufenweise Freiheit und höheres Bewusstsein verlor. So spiegelt die Krankheit eines einzelnen Menschen im besonderen Fall gleichzeitig den dekadenten Zustand der gesamten Menschheit wider. Für den Einzelnen wie für die Menschheit als Gruppe lässt sich Gesundheit durch Wiederanknüpfung an das höchste Prinzip erneut erlangen. Die Medizin übernimmt dabei die Funktion des Übermittlers …"

Und: „Unter diesem Gesichtspunkt bewahrheitet sich der Ausspruch von der „Krankheit als Weg"; ein Weg allerdings, der über Umwege zur Einheit mit der ursprünglichen Schöpfung zurückführt. Ob der Weg Krankheit nun zum Ziel führt, hängt vom Bewusstsein des Patienten und des ihn führenden Arztes ab.
Empfindet der Patient seine Krankheit als lästiges Übel, das ihn nur daran hindert, das Leben in vollen Zügen zu genießen, und übernimmt der Arzt die Rolle des „Machers", von dessen Gnaden die Genesung abhängt, dann wird die Krankheit nicht als Weg und Chance zur Bewusstwerdung erlebt, sondern der Kranke gehört dann zu den Patienten, die im Wechsel die Wartezimmer vieler Spezialisten füllen …"

Geruchssinn – Harmonie in der Lunge

Die Nase ist unser Geruchsorgan. In der TCM steht sie in enger Verbindung mit der Lunge – also dem Metallelement. Lunge und Dickdarm sind die beiden Organe des Metallelements, die Nase dessen „Öffner". Die Jahreszeit des „Metallelements" ist der Herbst.

In alten klassischen Lehrbüchern findet man den Text:
„Ist das Qi (die Energie) in der Lunge gut und in Harmonie, dann kann die Nase Gerüche wahrnehmen."

Geruch wird, wie alle materiellen und nicht-materiellen Dinge in und um uns herum, als eine sehr feine Form von Qi beschrieben. Was wir essen, wem wir gegenüber stehen, wie unsere Umwelt beschaffen ist – all die Gerüche kommen in feinstofflichem Qi in unsere Nase.

Wir „essen" auch mit unserer Nase
Wer kennt nicht die ersten Tage eines Schnupfens, wo uns das Essen nicht schmeckt, weil wir nichts riechen können? Das liegt daran, dass unser Geschmackssinn durch den Geruchssinn verstärkt wird. Menschen, die keinen Geruchssinn mehr haben, können nur mehr die „Basisgeschmäcker" wahrnehmen.

Wir nehmen also das Qi der Nahrung erst einmal über die Nase in uns auf. Das war in früheren Zeiten auch ein Faktor, der zu unserem Überleben beitrug. Wer eine schlechte Speise schon „gerochen" hat, der hat überlebt. Kleine Kinder haben noch immer diesen Warngeruchsinn. Wenn ihnen ein Essen „stinkt" mögen sie das nicht essen. Und da kann es noch so groß auf der Packung stehen, dass es „gesund" sei.

Lunge und Nase – ein gutes Gespann
Jedem Organ wird in der TCM ein „Öffner" zugeschrieben – im Falle der Nase ist es das Organ „Lunge". Lehrt sich das Qi der Lunge, kann es sein, dass wir zu wenig oder zu viel riechen.

Über spezielle Nahrungsmittel, Akupunktur und Kräutertherapie kann das Qi der Lunge wieder angekurbelt werden. Auch ein bisschen Scharfes hie und da tut gut.

Nahrungsmittel für den Herbst und zur Stärkung des Metallelementes:
Erdnüsse, Walnüsse, Sellerie, Pastinake, Champignons, Knoblauch, Weintraube, Trockenfrüchte, Basilikum, Bohnenkraut, Rosmarin, Majoran, Thymian,
Hafer, Hirse, Mais, Reis, Karotten, Kartoffeln, Herbstkürbisse, Lauch, Rind- oder Lammfleisch, Chili, Zwiebeln, Zimt und Nelken ...

Auch Herz und Milz sind mit dabei

Wie immer in der TCM gibt es nicht nur eine Möglichkeit, wenn der Geruchssinn nicht so ist, wie er sein könnte. Hat die Lunge also ihre gesamte „Riechfähigkeit" (im übertragenen Sinn) verloren, dann übernimmt die Energie des Herzens es, wichtige Gerüche zu erkennen. Immerhin kann dann zwischen Duft und Gestank unterschieden werden.

Eine energiegeladene Milz kann alle Geschmäcker unterscheiden. Energiemangel der Milz kann auch den Verlust von der einen oder anderen Geschmacksrichtung bedeuten. Da Geruchs- und Geschmackssinn zusammenhängen, bedarf es einer starken Energie der Milz.

Im Herbst das Metallelement stärken

Das Yang zieht sich nun immer mehr zurück, die Energien gehen nach innen und unten. Wir spüren eine gewisse „Abschiedsstimmung" als Trauer in uns. Da die Außentemperaturen immer kühler werden, sollte unsere Nahrung wärmer werden, damit wir die äußere Kälte ausgleichen können.

Ein bisschen Scharf darf nun dabei sein, der scharfe Geschmack treibt Restfeuchtigkeit aus dem Körper und hilft Schleimerkrankungen zu vermeiden. Unsere Lunge ist jetzt stark gefordert, mit z. B. Birne, Mandeln oder Erdnüssen können wir ihr die nötige Energie zuführen.

Geschmack als Therapie

In den östlichen Ernährungswissenschaften wie Tibetischer-, Ayurvedischer- und Traditioneller Chinesischer Medizin (TCM) spielt der Geschmack in der Therapie eine große Rolle. Alle drei entstammen einer Wurzel und sind stark mit der Natur verwoben, sie entwickelten sich über tausende von Jahren aus Naturbeobachtungen. So entstanden in jeder dieser drei Wissenschaften ein fünf Elementesystem, bei dem auch die fünf bzw. sechs Geschmacksrichtungen – sauer, bitter, süß, scharf, salzig und herb eine wichtige Rolle spielen.

Die einzelnen Geschmacksrichtungen beeinflussen bestimmte „Organe" oder Funktionen im Körper, sie beeinflussen die Energie (Qi, Prana) und können positive sowie negative (wenn im Übermaß genossen) Zustände im Körper herstellen. Ähnlich einem Medikament, kann der **Geschmack auch „überdosiert" werden** und sich negativ auf den Organismus (die entsprechenden Organe, die entsprechende Emotionen) auswirken.

Auch in der Tibetischen Medizin spielt der Geschmack der Nahrungsmittel eine wichtige Rolle für die biologische Funktion. Ausgehend von den sechs Geschmacksrichtungen, kann der tibetische Arzt sagen, ob der Gesundheitszustand von den verwendeten Nahrungsmitteln günstig oder ungünstig beeinflusst wird. Wer seinen Konstitutionstyp kennt, kann Nahrungsmittel auswählen, die ihn stärken und jene vermeiden, die ihn schwächen. Abgesehen davon, dass Heilkräuterrezepturen von den Ärzten mittels der sechs Geschmacksrichtungen zusammengestellt, um harmonisch im Körper zu wirken.

Westlich gesehen, ruft jeder Geschmack bestimmte Abläufe im Körper hervor, damit er Vitamine, Mineralien, etc. aus der Nahrung ziehen und für den Körpergebrauch umwandeln kann. Wenn wir regelmäßig die eine oder andere Geschmacksrichtung bewusst oder unbewusst ausschließen oder verstärkt zu uns nehmen, dann erzeugen wir dadurch eine einseitige Ernährungssituation.

Zum einen deutet eine klar bevorzugte Geschmacksrichtung auf ein bestimmtes energetisches Ungleichgewicht, zum anderen besagt auch der Geschmack, den wir im Mund empfinden ohne etwas gegessen zu haben, etwas über dieses Ungleichgewicht aus. Wenn Sie sich für eine Therapie in einer dieser drei östlichen Wege entscheiden, kann es vorkommen, dass Ihnen für kurze Zeit die eine oder andere Geschmacksrichtung vermehrt empfohlen oder Ihnen davon abgeraten wird. „Geschmack als Therapie" ist ein so komplexes Thema, dass ich Selbstanwendern empfehle, immer alle Geschmacksrichtungen bei einer Mahlzeit mit dabei zu haben, um gut versorgt und in Harmonie zu sein.

Sie ahnen sicher schon, dass es gar nicht so einfach ist, Geschmack als Therapie einzusetzen, da das „zuviel davon" für jeden Menschen individuell ist. Für eine ausgewogene Ernährung ist es wichtig, dass möglichst alle Geschmacksrichtungen vorkommen. Trotzdem möchte ich Ihnen hier die Welt des „Geschmacks als Therapie" kurz und stark vereinfacht vorstellen, denn es ist eine Welt voller Möglichkeiten.

Süß, das Gold der Ernährung:

„Süß" (naturbelassene Nahrungsmittel) stärkt unseren Magen sowie die Milz, befeuchtet, nährt uns, liefert Kohlehydrate, spendet Energie, macht uns zufrieden und entspannt so schön bei innerer Anspannung (Stress). Süß sind Getreide, Gemüse, Obst, Linsen, Bohnen… kurz Lebensmittel, die uns nähren, satt und zufrieden machen, es sollte bei jedem Essen mitklingen. An Hand des Süßen „misst" der Körper, ob er schon satt ist. Sie kennen das, auch wenn Sie ein noch so gutes Essen verspeist haben und eigentlich satt sind, wenn nichts Süßes dabei war, sehnen Sie sich nach einem Stückchen „Süß", wenn Sie vom Tisch aufstehen. Unser Hunger auf Süßes steigt, wenn wir lange nichts gegessen (Energiemangel), zu viel gearbeitet haben oder seelisch besonders gefordert sind.

Süß kann aber auch zuviel werden für unsere Körper und dann wandelt sich das „Befeuchten" in chronische Feuchtigkeit und Nässe, bis hin zu Schleimerkrankungen, wie Übergewicht, usw.

> **Als Beispiel:** Wenn es im Sommer heiß war, machte meine Großmutter früher immer Limonade aus Zucker und Zitronensaft. Die Süße befeuchtete den Organismus, das Saure hielt die Feuchtigkeit im Körper, ideal bei heißem Sommerwetter, um trotz heftigen Schwitzens nicht auszutrocknen. Nehmen wir nun die Limonade in den Winter, befeuchtet sie uns immer noch und hält diese Feuchtigkeit im Körper, allerdings ist durch das kalte Wetter sowieso schon genügend Feuchtigkeit vorhanden, die Limonade kann hier also zur Feuchtigkeitsbelastung (Schnupfen, Husten, chronische Müdigkeit) führen.

Scharf, bringt Schwung ins Leben:

Das Scharfe bewegt die Energie, es zerstreut und löst Erstarrtes, öffnet gleichzeitig die Poren, erwärmt den Körper, wirkt schweißtreibend und befreit die Haut vorn Krankheitsfaktoren. Scharf ist in der TCM dem Metallelement und den Organen Lunge, Haut und Dickdarm, in der Ayurvedischen Medizin den Elementen Luft und Feuer (Berührung, Konsistenz, Farbe und Licht) zugeordnet. Der scharfe Geschmack stärkt in geringen Mengen die Lunge, ideal ist er eingesetzt bei einer beginnenden Erkältung, weil er dem Körper hilft, die Krankheitsfaktoren über die Haut auszuscheiden. Wenn Sie also fühlen, dass eine Erkältung im Anflug ist, machen Sie sich *eine* Tasse heißen Ingwer Tee und trinken sie diesen so heiß wie möglich. Etwas Scharfes den Winter hindurch stärkt die Abwehrkräfte. Zuviel vom Scharfen trocknet aber aus und kann zu Trockenheitssymptomen (z. B. Allergien, Hautjucken, trockener Husten, Nachtschweiß, Zungenbrennen, Sodbrennen, Gereiztheit, innere Unruhe, Schlafstörungen, Verstopfung, Bluthochdruck...) führen.

Salzig regt die Verdauung an:
Der salzige Geschmack kühlt, befeuchtet und senkt die Energie herab, erweicht Verhärtungen und löst sie. Er ist dem Wasserelement und damit Niere und Blase zugeordnet. Salz vermag Schleim zu lösen (Inhalieren mit Salz), er regt auch die Nieren und Harn- sowie Darmtätigkeit (z. B. Glaubersalz) an. Zuviel Salz (und das ist bei unserer Esskultur bei vielen Menschen sehr stark der Fall) trocknet aber den Körper, das Blut und die Säfte aus, die Muskeln und Gefäßwände verhärten sich. Die Ayurvedische Medizin sieht salzig als scharf, stimulierend, appetit- und verdauungsanregend an und empfiehlt, bei stark Gesalzenem, viel Wasser zu trinken, um es wieder auszuschwemmen.

Sauer zieht die Energie in den Körper:
Schon wenn wir an eine Zitrone denken, passiert genau das, was saurer Geschmack in uns macht: Er zieht wertvollen Säfte und Energie zusammen, sammelt und konserviert sie im Körperinneren. Zuviel Saures im Winter oder am Beginn einer Krankheit kann allerdings Krankheitsfaktoren in den Körper ziehen. Darum wird bei Krankheitsbeginn scharf (stößt aus) empfohlen, bei Fieber sauer (konserviert Säfte) und in der Rekonvaleszenz dann erst die Hühnersuppe. Zugeordnet wird er in der TCM dem Holzelement und damit Leber und Galle. In der Ayurvedischen Medizin gilt sauer als appetit- und verdauungsanregend. Als weitere Geschmacksrichtung wird hier auch „zusammenziehend oder herb" genannt, sie wir eingesetzt, um leicht aufzubauen und zu beruhigen. Außerdem trocknet der herbe Geschmack durch das zusammenziehen das Gewebe aus.

Bitter regt den Stoffwechsel an:
Der bittere Geschmack ist in der TCM dem Feuerelement, Herz und Dünndarm zugeordnet. Bitter trocknet aus, verhärtet und leitet nach unten aus. Damit stärken Bitterstoffe die Ausscheidung (der Espresso nach dem Essen, der Aperitif davor, Gallentee...) und hilft, das Feuchtigkeitsgleichgewicht im Körper zu erhalten. Zuviel Bitteres wirkt stark abführend, trocknet Blut, Säfte und Knochen aus und erhitzt. Zum Beispiel kann übermäßiger Kaffeegenuss (bitter) den Magen austrocknen und erhitzen (Gastritis). Nach der Ayurvedischen Medizin gehören sie den Elementen Äther (Hören, Klang) und Luft (Berührung, Konsistenz) an. Bittere Lebensmittel sind unersetzlich für die Verdauung, regen die Leber- und Gallenproduktion an und unterstützen daher Magen und Dünndarm. Außerdem wirken sie kühl, trocknen den Speichelfluss und damit den Appetit, entschlacken und werden zur Neutralisierung des „Süßverlangens" und zur Stoffwechselanregung angewendet.

Lösungsversuch:
Wenn wir für eine Familie kochen, dann wissen wir nicht genau welches Familienmitglied mehr süß, welches mehr sauer und so

weiter braucht. Es hat sich daher als ideal erwiesen, dass wir die fünf Geschmacksrichtungen in Form von Beilagen auf den Tisch bringen. So kann sich jeder nehmen, wonach ihn heute gerade besonders gelüstet. Zum Beispiel einen Getreide-Auflauf (süßlich, salzig), dazu eine scharfe Tomatensoße, einen sauren Salat, ein süßes Apfelkompott, bittere Oliven oder Löwenzahnsalat und salzig - marinierten Rettich. Ihrer Kreativität ist dabei keine Grenze gesetzt!

Heuschnupfen – der Frühling naht

Hatschiiii – nun ist es wieder soweit, kaum sind wir der Kälte entflohen, geht es mit Heuschnupfen und Allergien weiter. Nach der TCM kann man Heuschnupfen und Allergien begegnen, es dauert ungefähr drei Vor- und Akutzeiten Therapie (Nadeln und Tees) durch einen TCM-Arzt damit die Beschwerden nicht mehr auftreten. Zusätzlich unterstützt die Ernährung die Basis des Organismus.

Um das äußerst komplexe Bild des Heuschnupfengeschehens nach der TCM zu zeichnen, gehe ich zu den Bereichen der Lunge, der Haut und der Niere. Auch Asthma, Neurodermitis und Allergien (Heuschnupfen) liegen nach der TCM alle im Bereich der selben energetischen Störung.

Die Kraft der Lunge

Die Lunge erzeugt die Haut, eine gute Lungenfunktion zeigt sich an einer gesunden Haut. Die Lunge, der Dickdarm und die Haut schützen den Organismus vor dem Eindringen pathogener Faktoren (Krankheitsverursacher). Alle drei Organe sind dem Element Metall zugeordnet.

Damit die Haut sich vor Eindringlingen schützen kann, gibt es das sogenannte ‚Abwehr-Qi'. Es kreist auf der Hautoberfläche und wird über die Funktion der Lunge gesteuert, damit sich die Poren öffnen oder schließen, ganz wie es der Organismus im Moment braucht. Herrscht zum Beispiel Wind oder Zugluft, dann müssen die Poren geschlossen werden, denn durch den Wind können Nässe, Hitze oder Kälte eindringen.

Damit also die Abermillionen winzigen Poren geöffnet und geschlossen werden können, braucht der Körper Energie (Qi). Hat er zuwenig Energie, macht sich das durch eine gesteigerte Erkältungsanfälligkeit bemerkbar. Denn bei Wind oder Zugluft können die Poren nicht ganz oder nicht rasch genug geschlossen werden. Menschen mit Qi-Schwäche können Wind oder Zugluft daher nur schlecht oder gar nicht vertragen.

Die Poren regulieren auch das Schwitzen. Brauchen wir im Sommer Kühlung, dann hilft uns ein feiner Schweißfilm gegen die Überhitzung. Kommen wir jedoch bei der kleinsten körperlichen oder seelischen Belastung in Schweiß, kostet es uns Energie und zeigt eine Qi-Leere.

Allergische Erkrankungen

Asthma, Heuschnupfen, allergische Beschwerden und Neurodermitis haben chinesisch gesehen alle das selbe Grundproblem: Das Qi ist so schwach, dass die Poren nicht mehr ganz geschlossen werden können und so stehen sie immer ein Stück offen. Hier können frisch und frei pathogene Erreger (Krankheitsverursacher) eindringen – die westliche Medizin nennt das Allergene. Die chinesische Medizin nennt das ‚inneren Wind' oder ‚Windansammlung'.

Der eingedrungene Wind kann den Körper nicht mehr verlassen und wird so mehr und mehr, dabei ‚hilft' er durch seine windige Eigenschaft die Poren offen zu halten. Eine Katze, die sich in den Schwanz beißt.

Die Kraft der Niere
Zur Bildung des ‚Abwehr-Qi's' (siehe oben) braucht es aber auch ein gutes ‚Vorgeburtliches Qi'. Nach der TCM geht zum Zeitpunkt der Zeugung von der Nierenkraft der Eltern Energie auf das Kind über, diese wird die ‚vorgeburtliche Energie' genannt und ihre Menge sowie ihre Qualität bestimmen die Konstitution des Kindes.
(Ein traditionelles chinesisches Ehepaar bereitet sich auf die Zeugung durch bewusste Lebensführung vor, damit möglichst viel und gutes ‚vorgeburtliches Qi' übergehen kann.)

Diese Quelle erklärt auch die Vererbung von Heuschnupfen, Allergien und Neurodermitis, jedoch ist sie nicht der alleinige Auslöser. Das vorgeburtliche Qi kann man außerdem aktiv schwächen durch eine ungesunde Lebensführung, lange Krankheit, nicht auskurierte Krankheit sowie durch Mangelernährung oder alle Arten von Diäten und Fastenkuren.

Es nimmt also nicht wunder, wenn Erwachsene und Kinder heutzutage immer mehr an diesen Erscheinungen leiden. Einerseits sind unsere Großeltern vor dem ersten oder zwischen den beiden Kriegen geboren worden. Krieg bedeutet Hunger und Angst, beides schwächt letztendlich die Nierenkraft. Diese Schwäche ist an unsere Elterngeneration weitergegeben worden. Unsere Eltern kamen in der Nachkriegszeit auf die Welt, auch hier herrschte Hunger und damit Angst. Somit haben auch wir diese Energieschwäche geerbt. Durchbrechen wir doch jetzt die Kette und stabilisieren wir unsere Energie ehe wir selber Kinder zeugen, bzw. stärken wir diese Energien bei unseren Kindern, ehe sie selbst noch Kinder bekommen!

Heuschnupfen:
Je nach Mensch kann also energetische Schwäche des Abwehr-Qi's, ein energetisches Ungleichgewicht der Lunge, eine Mangel an Yang-Qi (Wärme) in der Niere Ursache sein.
Um hier rasch grundlegende Änderungen zu bewirken, sollte einen TCM-Arzt aufgesucht werden.
Zusätzlich können Sie mit einer guten ausgewogenen Ernährung die Mitte (Element Erde) stärken. Denn das Element Erde ist die Mutter von Metall und nährt es. Ich oder eine TCM-Ernährungsberaterin in Ihrer Nähe wird Ihnen individuellen Ernährungs- und Lebensmitteltipps geben.

Was Sie tun können:
Nach dem langen Winter ist unsere Nierenkraft, unser Yang-Qi stark mitgenommen. Statt einer Fastenkur, die das Yang noch weiter schwächt, empfehle ich 40tägige Kraftsuppenkur – mit oder ohne Fleisch, Sellerie, Karotten, Fenchel, Lauch, Lorbeer, Rosmarin und

Basilikum, Wachholderbeeren – 4 Std. sanft geköchelt, abseihen und 3x tägl. eine Tasse ½ Std. vor den Mahlzeiten warm trinken. (Bitte fragen Sie hier Ihre Ernährungsberaterin, die Ihnen sagen kann, welche Gewürze für Sie richtig sind und ob Sie mit oder ohne Fleisch beginnen sollten.

Wenn eine Fastenkur gewünscht wird, dann sollte sie mit dieser Suppe oder Getreide durchgeführt werden. Eine Saftkur kühlt und schwächt den Organismus und das Yang-Qi nur noch stärker. Die Kühlung, die im Moment als angenehme empfunden wird, löscht nur die falsche Hitze, die entsteht, weil nicht genug Substanz vorhanden ist.

Knochenschmerzen

Rheumatoide Beschwerden

Qi ist unsere Lebensenergie, die frei durch unseren Körper fließen soll, damit das Blut gut bewegt wird. Qi bewegt sich durch Leitbahnen (Meridiane). Aus unterschiedlichen Gründen kommt es aber dort immer wieder zu Blockaden, der Fluss der Lebensenergie wird behindert, Schmerzen entstehen. Rheumatoide Beschwerden können aus übermäßiger Feuchtigkeit, innerem Windgeschehen, Kälte- oder Hitzeeinwirkung entstehen.

Die Art des Schmerzes gibt Aufschluss

Dem TCM-Arzt oder der TCM-Ernährungsberaterin gibt die Art, wie sich der Schmerz äußert einen Hinweis. Kommt der Schmerz von überwiegender Feuchtigkeit, dann spürt man eher eine Schwellung und eine Schwere. Kälteblockaden machen sich meist durch stechende Schmerzen bemerkbar. Sollte Wind die Ursache sein, dann Wandern die Schmerzen.
Menschen, die durch Kälte Rheuma haben, fühlen sich am ganzen Körper ständig kalt. Hier ist es notwendig, das Qi langsam aufzuwärmen, wärmende gekochte Speisen zu sich nehmen, sanfte Bewegung. Scharfe Gewürze wie Pfeffer oder Curry sind dabei eher selten zu verwenden, besser sind wärmende Gewürze, wie Zimt, Nelken, Fenchel, Ingwer und Wacholderbeeren. Damit das Qi bewegt wird, sollte man Lauch, Zwiebel und Knoblauch mitkochen.

Feuchtigkeit und innerer Wind

Wer aufgrund von Feuchtigkeit an rheumatoiden Beschwerden leidet, der sollte typische ‚Feuchtigkeitstankstellen' meiden und zusätzlich die übermäßige Feuchtigkeit im Körper langsam abbauen.
Meiden Sie Milch- und Milchprodukte, denaturierte Lebensmittel, Süßes und Fettes im Übermaß. Auch zu viel Salziges und Saures verstärkt die Feuchtigkeit im Körper. Wichtig hierbei ist auch, unbedingt gekochte Nahrungsmittel zu sich zu nehmen und etwas Ingwer mitzukochen, das fördert die Umwandlung des Schleims und zerstreut das Qi.
Innerer Wind kann mehrere Entstehungsursachen haben. Er kann von äußerem Wind, Klimaanlage bis hin zu Traumen kommen. Wind kann man durch scharfen Geschmack zerstreuen, wie zum Beispiel durch Cillis oder Fenchel.
Es sind jedoch meist Mischformen von Kälte und Wind oder Hitze und Wind, die wir bei unseren KlientInnen sehen. Hier heißt es Achtung mit dem Scharfen!!
Ideale Nahrungsmittel können hier sein: Sonnenblumenkerne, Frühlingszwiebel, Fenchel, Stangensellerie, Sellerie, Weintrauben, Rapsöl, grüner Tee, Buchweizen, bei Hitze und Wind auch Weizen.

Veränderungen im Lebenstil

Die Traditionelle Chinesische Medizin möchte gerne der Ursache auf den Grund gehen. Daher geht mit einer Ernährungsumstellung ganz automatisch auch sehr oft eine Veränderung des Lebensstils einher. Aus diesem Grund hat sich für viele Menschen das TCM-Ernährungscoaching bewährt, das sie einige Monate bei der Umstellung begleitet.

Musik in der Küche

Die 5 Elemente in der chinesischen Medizin stammen aus Naturbeobachtungen. Alles ist Energie Qi. So sind auch Töne Qi und können unser körpereigenes Qi in Schwingung bringen. Ein einziger Ton vermag unser Gemüt erhellen oder miss stimmen. Musik bewegt unsere Emotionen, sie kann unser Herz berühren. Über die Musik in der Küche hier ...

> „Die sechs Qi am Himmel sind Yin, Yang, Wind, Regen, Dunkelheit und Helle.
> Auf der Erde bilden sie die fünf Geschmäcker. Daraus entwickeln sich die fünf Farben, welche sich in den fünf Musiktönen verwirklichen!"
> (Zi Zhuan, ca. 540 v. Chr.)

Musik im Wandel der Jahreszeiten

Jede Jahreszeit hat ihre ganz bestimmten Klänge – so leben wir auf, wenn wir in der Früh das Balzkonzert der Singvögel hören, denn das heißt, der Frühling ist da. Im Sommer herrschen die Zikaden oder Grillen mit ihrem kratzig anmutigen Zirpen. Im Herbst rascheln die Blätter, und der Winter besticht mit seiner Stille, die nur eine verschneite Landschaft bieten kann. Vielleicht verbinden Sie andere Geräusche zu den Jahreszeiten, sich ist, jede Jahreszeit hat auch ihre ganz bestimmte Musik.

Die chinesische Kultur ist stark mit der Natur verwoben. So entstand auch die Chinesische Medizin aus Naturbeobachtungen. Ebenso wie jeder Jahreszeit von den alten Chinesen eine Farbe, ein Geschmack und ein Geruch zugeordnet wurde (und auch nachvollzogen werden kann), wurde jeder Wandlungsphase (Jahreszeit) auch ein Ton zugeordnet. Da sie 5 Jahreszeiten kennen – Winter, Frühling, Sommer, Spätsommer und Herbst – entstand daraus das auf 5 Tönen basierende Musiksystem (pentatonisch).

Töne sind „himmlische Schwingungen" und können erst durch unser Ohr gehört werden.
Jeder Ton steht in Verbindung mit inneren Gesetzmäßigkeiten, die im alten China die Gesellschaft und das soziale Zusammenleben gefördert und aufrechterhalten haben. Diese Gesetzmäßigkeiten sorgten auch für den Einklang des Menschen mit dem Göttlichen. Nahe liegt daher, dass Töne auch zu Zwecken der Heilung eingesetzt wurden.

Kochen mit Tönen

Kochen kann ein schönes Erlebnis sein. Wenn nicht gerade weinende Kinder an Ihrem Rock hängen, dann legen Sie stimmungsvolle Musik auf und genießen Sie die Berührung Ihrer Hände mit den Lebensmitteln. Kochen Sie intuitiv und lassen Sie zu, wenn kochen zu einer Form der Meditation wird.

Bei der Auswahl der Musik in der Küche kann Sie folgende Beschreibung eventuell zum weiteren Experimentieren anregen.

Winter – Element Wasser – Farbe schwarz/blau - Geschmack salzig – Ton: in etwa A – Organe: Niere und Blase – Angst und Willenskraft
Der Ton des Wassers „YU" ist der 5. Ton der pentatonischen Skala und entspricht in etwa dem A. In klassischen Texten wird dieser Ton mit „tief und dunkle" beschrieben. Da die Wandlungsphase „Winter" auch die des Todes und der Geburt ist, heißt es, dass Yu all das repräsentiert, dass zur Aufrechterhaltung des menschlichen Lebens gebraucht wird.

Die Nierenkraft ist auch die Energie schlechthin, die für das Leben wichtig ist. Versiegt die Energie der Niere, versiegt das Leben. Im Chinesischen „Buch der Geschichte" heißt es:
        „Yu fördert die Niere und gibt dem Menschen Harmonie und Weisheit".
Möchten wir die Niere stärken, dann hören wir öfter klassische Musikstücke in A-Dur, etwa die 7. Sinfonie von Beethoven oder die 4. Sinfonie von Mendelssohn Bartholdy. Wenn wir das nun in der Küche tun, während wir kochen, dann schwingt auch das Kochgut mit und stärkt unser Wasserelement mit all seinen Facetten.

Frühling – Element Holz – Farbe Grün – Geschmack sauer – Ton E – Organe: Leber und Gallenblase – Kreativität, Wut und Entscheidungskraft
Die Energie von „JIAO", unserem E gleicht der Energie der Leber, so kann also E die Leber befrieden. Spielen wir E zur richtigen Zeit, am rechten Platz und in der richtigen Art, dann fühlen wir uns glücklich, zuversichtlich und lebendig. Unsere Lebensenergie kann fließen.

Die Kraft des Holzes ist aber auch die Kraft, Neues zu erfinden und sich für die Veränderung zu entscheiden. Fehlt es uns an Entscheidungskraft oder brauchen wir neue Lösungen, dann greifen wir zu klassischen Musikstücken in E-Dur, die als „hell und strahlend" beschrieben wird, ähnlich wie die Frühlingssonne. Beispiele: 7. Sinfonie v. Bruckner oder die Ouvertüre von „Tannhäuser", Wagner.

Sommer – Element Feuer – Farbe Rot – Geschmack bitter – Ton G – Organe: Herz und Dünndarm – Freude, Liebe
Die Note „ZHI", unser G, hat die Schwingung wie das Herz. Und wirklich, ein Lied in G-Dur hat etwas Heiteres an sich. Heiterkeit und Freude entspricht auch dem Herzen.

Liebe geht ja bekanntlich über den Magen, aber auch die Qualität unserer Nahrung bestimmt unseren Gesundheitszustand. Da alles Qi ist (alles ist eins) mag es logisch sein, dass das Qi des Kochs in einem guten Zustand sein muss, damit auch die zubereitete Nahrung ein gutes Qi aufweist.

Wenn Sie also das Herz eines Menschen ansprechen möchten, dann suchen Sie nach klassischen Werken in G-Dur und spielen Sie diese in der Küche, wenn das Essen zubereitet wird oder alleine gart. Wenn Sie Tschaikowski's 2. Klavierkonzert nicht mögen, dann können Sie auch „Knockin' On Heaven's Door" von Bob Dylan nehmen.

Spätsommer – Element Erde – Farbe Gelb – Geschmack Süß – Ton C – Organe: Magen und Milz – Grübeln, Mutter sein

Dem Element Erde, dem Spätsommer, in dem alles reift und der die Basis unseres Überlebens ist, wird der Grundton, das C (chinesischer Ton „GONG") zugeordnet. Er gilt als Basis der Töne, aus der sich alle anderen Töne ableiten, so wie Mutter Erde die Grundlage für alle Gestalten und Formen ist, die auf ihr weilen. C-Dur ist auch die einfachste Tonart, sie ist für Anfänger auf allen Instrumenten gut geeignet.

Musik in C-Dur wirkt auch klar und ernst, also ein „in sich ruhen", wie das Mutter Erde wohl ist. Zum Beispiel Mozart's Sinfonien Nr. 36 und 41 („Jupiter-Sinfonie") oder Abba's „Super Trouper". ;-)
C-Dur ist in der Küche immer gut gespielt, da wir das Erdelement nicht genug stärken können. Besonders Kinder profitieren davon bestens.

Herbst – Element Metall – Farbe Weiß – Geschmack Scharf – Ton D – Organe: Lunge und Dickdarm – Trauer

Der chinesische Ton der Wandlungsphase Herbst ist das „SHANG", unser D, das uns mit unseren Gefühlen überhaupt in Berührung bringt. Dazu muss ich etwas weiter ausholen: In der Chinesischen Philosophie gibt es auch fünf Seelen – eine jede ist einem Element zugeordnet. Die Seele des Metallelementes ist „Po" und ist eng mit unseren Emotionen verknüpft. Po ist auch die erste Seele, die den leblosen Zellhaufen in der Gebärmutter zu einem Menschen macht. Po hat viel mit „Körperlichkeit" zu tun, will ich mich fühlen, brauche ist eine gesunde Po-Seele. Menschen, die Schmerzen besonders stark empfinden, könnten eine Störung in der Po-Seele haben.

D stärkt nun diese Körperseele, wir können sie einsetzen bei Schmerzen, bei Verkühlungen (Lunge= Abwehrkraft) oder einfach, um Trauer auf ein gesundes Maß zu beschränken.
Barockmusik ist meist in D-Dur, von Bach das Magnificat oder Sweet Home Alabama" von Lynyrd Skynyrd. D-Dur kann auch allgemein die Abwehrkräfte stärken und daher im Herbst öfter gespielt/gehört werden.

Andererseits, wer in einem Trauerfall nicht weinen kann, könnte es mit d-Moll versuchen, d-Moll geht aufs Gemüt und bewirkt Trauer – also eher bei Wut spielen und – um besser Weinen zu können auch kurz zum Trauern.
Beispiele: Moonlight Shadow von Mike Oldfield, Schubert: Streichquartett „Der Tod und das Mädchen" oder Brahms 1. Klavierkonzert; Tragische Ouvertüre.

Nasenrinnen, Augenjucken – Allergien kommen

Wenn die Sonne wieder verstärkt lacht, die Bäume sich daran machen, ihr grünes Kleid aus dem Schrank zu holen und die Menschen wieder öfter aus dem Haus gehen, ziehen sich Allergiker mit rinnenden Nasen und/oder juckenden Augen dahin zurück. Dabei können mit unterschiedlichen Therapien aus der TCM die Symptome weitgehend gelindert werden.

Mit der TCM zur freien Nase

Wirklich schwere Allergiker sind ab Besten mit einer Akupunkturbehandlung bei einem TCM-Arzt ihres Vertrauens beraten. Hier kann, je nach dem Mensch, relativ rasch Erleichterung eintreten. In vielen Fällen haben sich nach einer Akupunktur-Therapie von ca. ½ bis 1 Jahr alle Symptome der Allergie aufgelöst. Ergänzend wirkt auch eine Therapie mit chinesischen Kräutern, die der TCM-Arzt verschreibt.

Langsamer wirkt die Ernährung nach der TCM oder auch „5 Elemente Ernährung" genannt". Sie ist zusätzlich zur Akupunkturtherapie oder bei leichteren Fällen zu auch statt dessen zu empfehlen. Weiter günstig auf den Organismus und den Qi-(Lebensenergie) Lauf sind auch die chinesische Druckmassage Tuina, Qi Gong oder Tai Chi.

Wie kommt es zu allergischen Reaktionen? Wenn der „Wächter" schläft

Die TCM erklärt die allergischen Erkrankungen, wie übrigens auch Neurodermitis und allergisches Asthma, zu einer „Windkrankheit": Voraussetzung ist eine Schwächung der Allgemeinenergie und damit der Abwehrenergie durch unterschiedliche Faktoren, wie zum Beispiel Stress, Überarbeitung, lange Krankheiten, schlechte Ernährung oder aber auch angeborener Energiemangel. Die Abwehrenergie „bewacht" sozusagen durch unsere Poren die Körperoberfläche vor Eindringlingen und reguliert die Schweißabsonderung. Jeder Pore umgibt ein winziger Muskel, der sich bei Kälte oder Wind schließt und so den Körper „zu" macht. Sinkt der Energiestand im ganzen Körper (Chin. Qi-Mangel, also Energiemangel), dann schließen langfristig auch diese Muskel nicht mehr richtig, „Eindringlingen" von Außen ist Tür und Tor geöffnet. Nun können, in diesem Fall Allergene, eindringen - chinesisch gesehen über Wind. Das kann Wind im Freien sein, Zugluft in der Wohnung oder aber auch durch Klimaanlage. Tückisch dabei ist, dass der eingedrungene Wind nun seinerseits die Muskel daran hindert, sich zu schließen. Er „nistet" sich sozusagen in den Poren ein und treibt sein Unwesen.

Bei der Diagnose ist bezeichnend, dass Allergiker auch Wind, Zugluft oder Klimaanlagen nicht gerne haben. Therapie ist in jedem Fall die Allgemeinenergie zu steigern, um den Körper wieder die Möglichkeit zu geben, sich selber zu heilen. Zusätzlich wird der Wind ausgetrieben und der Körper entgiftet.

Durch Nahrung mehr Energie

Durch regelmäßige gesunde Ernährung nach der TCM wird der Energiemangel wieder ausgeglichen. Neben den „allgemeinen Ernährungstipps" helfen unter anderem und je nach Symptomen besonders folgende Nahrungsmittel bei Allergien:

Spinat, Karotte, Sellerie, Buchweizen, Löwenzahn, Tee aus schwarzer Sojabohne, Pfefferminz- und grüner Tee in Maßen. Zu vermeiden sind (zusätzlich zu Nahrungsmittel, auf die man allergisch ist): scharfe Nahrungsmittel, Fisch (bei Hautallergien), rauchen, Alkohol.

Osteoporose – wenn die Knochen mürbe werden

Die chinesische Medizin spricht bei Osteoporose von einem Essenzmangel. Die Essenz wird „Jing" genannt. Es ist eine überaus kostbare energetische Substanz und bildet die Grundlange aller körperlichen und geistigen Entwicklung. Sie wird in den Nieren, den „Toren des Lebens" gespeichert. Einen Teil des Jing kann der Körper aus der Nahrung und den Getränken gewinnen. Den anderen Teil, den man bei der Zeugung von seinen Eltern mitbekommt, kann man mit Qi Gong oder Yoga günstig beeinflussen.

Ein Leben voller Arbeit und wenig Ruhe, aber auch nach div. Essstörungen - wo man fast nichts isst - schädigt zuerst die Verdauungskräfte (Mittlerer Erwärmer genannt). Da über die Ernährung kaum Energie herein kommt bzw. im Alter wenige Energie im Verdauungsfeuer ist, greift der Körper, um seine Funktionen aufrecht zu erhalten, dann auf den „vorgeburtlichen" Teil des Jing zurück.

Da die Energie in den Nieren auch für die Knochen zuständig ist, kann es zu Osteoporose kommen. Ein Jing-Mangel zeigt sich unter Umständen auch durch folgende Anzeichen:

> Durst und Hitzegefühle, Nachtschweiß, Unruhe oder Gereiztheit. Probleme mit den Zähnen, Haarausfall, Unfruchtbarkeit und Schwäche von Knien und Beinen, manchmal auch Rückenschmerzen.

All diese Beschwerden können, müssen aber andererseits auch nichts mit Jing-Mangel zu tun haben.

Wenn Sie nicht sicher sind, dann besuchen Sie einen TCM-Arzt oder Ernährungsberater. Er wird Ihnen nach genauer Befragung und anderen Methoden Ihr energetisches Bild erstellen und einen genauen „Fahrplan" ausarbeiten.

Im Falle der Osteoporose empfiehlt es sich schon, einen TCM-Arzt zu konsultieren, da zur Verbesserung des Zustandes chinesische Kräuter und/oder Akupunktur empfohlen werden können. Die chinesischen Kräuter sind sehr stark, wirken rasch und sollten daher wirklich nur vom Arzt dosiert verwendet werden.

Selbstverständlich können Sie aber durch die Ernährung einiges tun. Zuerst möchte ich Sie gleich mit den absoluten Verboten konfrontieren, um Ihnen nachher die Leckereinen aufzuzählen, die Sie essen können, um durch die Nahrung Energie zu tanken.

Meiden Sie, wenn es geht:

Rohe Gemüse und rohes Obst
Nahrung aus der Tiefkühltruhe
Dosennahrung
Alles zu stark Saure
Alles Bittere (z. B. Kaffee, ich weiß, das ist sehr schwer, aber ich
habe es auch schon geschafft, auf eine Tasse pro Tag zu kommen
...)
Auch das Scharfe mäßig
Hastiges Essen
Spätes Essen am Abend
Zucker und Milchprodukte, wenn Sie häufig schleimige Erkältungen
haben.

Hier nun die Leckereien:
(Rezepte siehe Rezeptteil)
Trockenpflaume-Kompott
Weizenbrei (einfach)
Kraftsuppen

Hier noch einige Nahrungsmittel, aus denen man leckere Speisen kochen
kann oder die man immer wieder einbauen sollte, wenn man mag. Was man
nicht mag, ergänzt man mit anderem. Die Menge sollten Sie auf Ihr
Wohlgefühl anpassen - ein Zuviel kann das Gegenteil bewirken.

Eigelb, Karpfen, Butter, Schlagobers, Dinkel, Hirse, Amaranth,
Pistazien, Walnüsse!, Maroni, Zuchini, Spargel, Brokkoli, Rosinen,
Holunderbeeren, Schweinefleisch, Ente, Nieren und alle
Wurzelgemüse. Oliven, Kardamom, Kapern, Knoblauch. Etwas
Ingwer (scharf) hie und da, regt die Verdauung an oder erstickt eine
Erkältung im Keim.

In Ihrem Fall gilt - je länger Sie etwas köcheln lassen (ganz langsam auf
kleiner Stufe, ich verwende die Stufe 3 von 6.), desto mehr Energie erhält die
Speise und desto leichter kann ihr Körper daraus Jing herstellen.

**Allgemein für Ihre Ernährung gilt (Auch allen anderen Menschen tut das
gut!):**
Drei Mal täglich eine warme (gekochte) Mahlzeit essen (besonders
im Winter), auf Tiefkühlkost möglichst und auf Mikrowelle ganz
verzichten.
Tiefkühlkost nur sparsam einsetzen, da uns eingefrorene
Nahrungsmittel zu wenig Energie liefern und gerade die brauchen wir
jetzt dringend.

Stress und der Mangel an Schlaf

In der TCM hat Schlaf die wesentliche Aufgabe, Energie, die tagsüber verbraucht wurde, wieder aufzubauen. Schlaf, auch Shen genannt, ist also eine aktive, persönlichkeitsprägende Kraft. Und er wird kommen, wenn er durch das Yin im Blut „verankert" ist. Bei Problemen im Gesundheitsbereich ist es besonders wichtig, dass der Mensch genügend Schlaf bekommt, um wieder gesund zu werden.

Manchmal gibt es aber nicht genug Yin (hier = Ruhe) im Herzen oder in der Leber. Man hatte einen anstrengenden Tag voller Stress und - Sie kennen das - Ihr Geist kommt nicht zu Ruhe. Sie können nicht einschlafen oder nicht durchschlafen. Sie haben zu sehr im Yang (hier = Bewegung) gelebt. Ein Kreisel, er sich dreht und dreht...

Einschlaf- oder Durchschlafprobleme - alles hat einen anderen Grund, bei jedem Menschen einen anderen. Der Eine hat Schlafprobleme nach einer Operation, bei der er viel Blut verloren hat. Der Andere geht oft in die Sauna oder isst ständig und viel Scharfes und schwitzt viel, ohne den Flüssigkeitsverlust ausreichend zu decken. Nacht- oder Schichtarbeiter und Menschen, die Angst und großem Stress ausgesetzt sind, leiden jeweils aus unterschiedlichen Gründen an Schlafmangel. Oder der Schlafplatz stimmte nicht, die Matratze ist durchgelegen...

Um den genauen Grund herauszufinden und die richtigen Maßnahmen ergreifen zu können, schaut sich der TCM-Arzt oder die TCM-Ernährungsberaterin zuerst den energetischen Zustand des Menschen genau an. Das geschieht durch genaues Abfragen der gesamten Körperfunktionen, Zungenbetrachtung, das Fühlen des Pulses und anderen Methoden. Wenn man zum Beispiel gut einschläft, aber in der Nacht aufwacht, dann ist die Uhrzeit des Aufwachens immer ein guter Hinweis. Nur so kann man ganz genau sagen, wo die Wurzel liegt und was helfen kann. Der TCM-Arzt kann rasch wirkende, aber starke chinesische Kräuter verschreiben oder Akupunktur. Die Ernährungsberaterin gibt Ihnen Tipps zur Ernährung, zur Entspannung und hat auch für Ihre Fragen ein Ohr. Die Umsetzung liegt dann in Ihrer Hand.

Einige hilfreiche Tipps:
Sollte sich keine Verbesserung oder gar eine Verschlechterung Ihres Zustandes ergeben, dann empfehle ich Ihnen, Ihren Hausarzt oder TCM-Arzt zu konsultieren. Für Ernährungsfragen biete auch ich Ihnen Hilfe.

Bitte vermeiden Sie alles, was Sie zu sehr erhitzt, also Sauna, scharfe Gewürze, Alkohol besonders gegen Abend oder generell (besonders bei Kindern!) zu viel Kleidung.

Damit der Schlaf auch kommen kann, ist eventuell ein ruhiger Abendspaziergang hilfreich, wo man bewusst abschaltet, und versucht, die Probleme des Tages „draußen zu lassen". Meditation kann Ihnen ebenso helfen, ev. Autogenes Training, Atemübungen und der gleichen. Informieren Sie sich über Qi Gong, Shiatsu oder Yoga, wichtig ist, dass Sie den Grund des Schlafproblems erkennen und den für Sie hilfreichen Weg finden.

TCM-Tipps für den Herbst

Der Herbst zieht ins Land, die Blätter färben die Landschaft goldig, die Nächte werden empfindlich kühl, der Sommer ist endgültig vorbei.
Nach dem TCM-Kalender befinden wir uns nur mehr bis Mitte Oktober im Herbst – dem Metallelement. Danach gibt es eine ‚Zwischenjahreszeit' (Erde), ehe es in den Winter geht.
Lesen Sie hier über typische Abreiten im Herbst und stärken Sie Ihr Immunsystem mit einer leckeren Nascherei.

Was wir im Herbst tun sollten
Der Herbst beginnt nach dem TCM-Kalender schon am 18. August. Er ist dem Element Metall zugeordnet und seine Organe sind Lunge und Dickdarm. Dementsprechend gilt auch der Herbst als die beste Phase, seinen Körper auf die kalte Jahreszeit vorzubereiten. Es ist die Zeit, das Immunsystem zu stärken und uns vor Erkältungen zu schützen. Die Lunge ist das Organ, wenn es um Erkältungen geht.

Die Ernährung darf jetzt würzig, süß und leicht scharf sein. Kälte und Nässe beginnen, auf den Körper einzuwirken. Jetzt ist es wichtig, mehr Fleisch zu essen oder sich mit warmen Suppen zu wärmen. Ideal sind weiters alle Lebensmittel, die jetzt reif sind, z. B. Nüsse, Datteln, Birnen, Äpfel und Mandeln.

Der Dickdarm hat die Funktion, das Reine vom Unreinen zu trennen. Altes wird ausgeschieden, damit für Neues wieder Platz wird. Der Baum verliert jetzt seine Blätter, damit die neuen Blätter im Frühling Platz haben. Gehen Sie jetzt durch Ihre Wohnung und achten Sie auf Dinge, von denen sie sich trennen können. Bringen Sie neuen Schwung in Ihr Leben, indem Sie längst nicht mehr Gebrauchtes weggeben. Eine solche Reinigung von Wohnung, Keller, Dachboden oder Garage hat eine wohltuende Wirkung auf unseren Darm und auf unser Leben – probieren Sie es aus – jetzt ist die beste Zeit dazu!

Hausgemachtes Marzipan stärkt unsere Abwehrkräfte
Mandeln helfen unsere Lunge zu stärken und die Abwehrkräfte zu mobilisieren. Das hausgemachte Marzipan ist frei von Konservierungsstoffen und sollte aus ungeschwefelten Mandeln und gutem Honig gemacht werden. Es eignet sich als Nascherei zwischendurch – für Kinder ab ca. 2 Jahren – oder zum Füllen von Bratäpfeln oder –birnen. Eine große Menge kann einige Wochen in einem geschlossenen Gefäß im Eiskasten aufbewahrt werden. (Rezept siehe Rezeptteil)

Trauer – Zeit des Rückzuges

Herbst ist die Zeit des Rückzuges, die Zeit des Abschieds, die Zeit der Trauer. Trauer ist Energie (Qi), die sich in einem lebenswichtigen Gefühl manifestiert. Wenn diese Energie stockt, also stagniert, übermäßige Trauer oder gar keine Trauer empfunden wird, kann sie zu körperlichen Beschwerden führen. Diese steckengebliebene und ungelöste Trauer führt mit der Zeit zu körperlichen Reaktionen, zum Beispiel Spannungen im Schulter- und Nackenbereich, die sich bis zu ernsten Erkrankungen entwickeln können. Das Qi muss wieder fließen, Trauer in Bewegung kommen, damit sie nicht eingekapselt in uns zurückbleibt und uns unbewusst ein Leben lang begleitet. Herbst, Trauer, Abschied, Trennung entspricht in der TCM dem Element Metall.

Herbst ist die Jahreszeit, in dem die Hitze des Sommers der Kühl des Herbst/Winters weicht. Eine Periode, in der Yang (Sommer) dem aufsteigenden Yin (Herbst/Winter) Platz macht. Führen wir im Sommer ein Leben, das nach außen gerichtet ist, beginnen wir im Herbst, uns zu uns selber zurückzuziehen und Kraft zu tanken. Durch den Rückzug und die Besinnung finden wir zu innerer Ruhe und Ausgleich und können uns auf die Erfordernisse des nächsten Zyklus einstellen. Viele Menschen spüren diesen Übergang und immer wenn wir von etwas Altem scheiden (auch wenn es nur für sechs Monate ist), fühlen wir das Gefühl der Trennung, der Trauer.

Unterstützt wird dieses Gefühl auch dadurch, dass die Energien der Umwelt sich ebenfalls zum Rückzug bereit machen. Die Bäume verlieren ihr Blätterkleid, eine Phase der Trennung und des Abschieds, auch wenn wir wissen, dass dies ein notwendiger Schritt ist. Denn wenn sich der Baum nicht vom Alten trennt, ist für das Neue (im Frühling) kein Platz.

Weiß ist die Farbe ...
Die Farbe des Element Metalls ist weiß. Weiß entspricht in der TCM dem Westen, dort wo die Sonne untergeht – ehe sie ganz verschwindet und sich von ihrem Farbenspiel verabschiedet hat, wird sie zu einer silber-weißen Scheibe. Ein weißer Gegenstand strahlt alle Lichtwellen ab, er behält nichts zurück, lässt alles los. Weiß ist daher die Farbe des Abschiednehmens, des Loslassens.

Dickdarm, trennt Reines von Unreinem
Die beiden Organe, die dem Metallelement zugeordnet sind, entsprechen logischerweise all diesen Naturbeobachtungen. Der Dickdarm, der die Funktion hat, Reines von Unreinem zu trennen (auch hier die Funktion des Trennens!). Er steht schlechthin für die Energie des ‚Loslassens'. Menschen, die zu Verstopfung neigen, können oft nicht loslassen, möchten alles gerne kontrollieren und lassen nicht zu, dass etwas einfach geschieht.

Dieses Zurückhalten und nicht Los-lassen-Können betrifft aber nicht nur den Dickdarm, auch das zweite Organ, das dem Metallelement zugeordnet ist, ist davon betroffen. Es ist die Lunge, man hält die Atemluft zurück.

Die Lunge, Vermittler zwischen Yang und Yin

Die Lunge richtet sich einerseits nach außen zur Haut (Yang), andererseits aber auch nach innen und unten (Yin), ganz wie der Herbst den Wechsel von Yang zu Yin vollzieht. Wenn wir also jetzt im Herbst zu viel im Außen agieren, dann kann sich unsere Lebenskraft sehr schnell im Außen verlieren. Dabei sind alle Aktivitäten gemeint, physische sowie psychische. Wenn wir unsere Lebenskräfte im Herbst nach Außen wenden, bleibt uns im Winter nicht genügend Lebensenergie, um genügend Kraft und Reserven anzusammeln. Ähnlich wie der Landwirt, der im Herbst damit beschäftigt ist, Vorräte für den Winter zu sammeln. Würde er statt dessen seinen Vergnügungen nachgehen, hätte er im Winter nichts zu essen.

Die Emotion, die der Lunge entstammt, ist die Trauer. Es ist das Gefühl, das dem Herbst entspricht. Sammlung, Rückzug, Abschiednehmen und das Hinwenden zum Geistlichen und/oder Feinstofflichen. Friedhofskult, Halloween und andere Feste zeugen davon, dass auch in anderen Kulturen ähnlich empfunden und zugeordnet wurde und wird.

Trauer, ein lebensnotwendiges Gefühl

Die TCM geht davon aus, dass jedes Gefühl seine Richtigkeit hat und es wichtig ist, es zu fühlen. Erst wenn ein Gefühl im Übermaß und zu lange vorherrscht, wirkt es sich auf der körperlichen Ebene krankmachend aus. Trauer hilft uns dabei, Verluste zu verarbeiten. Wenn jemand stirbt oder man sich vom Partner trennt, dann ist das ein Verlust. Wir werden gleichsam gezwungen, in unserem Alltagsgeschehen eine Veränderung anzunehmen, die wir aber vorerst nicht akzeptieren wollen. Wir müssen uns Trennen – und Trennung schmerzt. Der Schmerz (die Wut ...) ist aber meist das Gefühl, das uns hindert wirklich zu trauern.

Über die Trauer bekommen wir den Zustieg in den ‚Zyklus der Verarbeitung von Verlusten', der uns auch wieder herausführt aus der Phase. Und hinein in eine Welt neuer Perspektiven und Möglichkeiten (dem Frühling).
Ähnlich wie der Baum ohne (erkennbare) Emotion es erduldet, sein Blätterkleid zu verlieren, gelingt es uns über die Energie der Trauer loszulassen. Die Trauer hilft uns, Altes loszulassen und Abschied zu nehmen. Wir schauen dem Verlust ins Auge und haben aktiv Teil an unserem Leben.
Und genau hier liegt auch die ‚Lösung' – dieses aktive Teilhaben, diese Bewegung des Loslassens, führt uns zur nächsten Energie – der Möglichkeit zur Veränderung. (Dem Frühling, wo der Baum neue Blätter bekommt.)

Wenn Trauer krank macht

Doch wenn der Zustand der Trauer zu lange anhält (aber auch, wenn ein Mensch gar nicht trauern kann oder sich darauf einlässt), verletzt und schädigt dies sein Metallelement und kann zu Störungen im körperlichen Bereich (Lunge und/oder Dickdarm) führen.

Wichtig: Körperliche Beschwerden lassen Sie bitte von Ihrem Arzt abklären!

Ist der Schmerz des Verlustes zu groß, als dass er vom Menschen zugelassen wird, dann tritt der Mensch in eine Art Schleife ein, in der er den Verlust permanent wiederholt. Die Trauer bleibt am tiefsten Punkt stecken, der Schwung, die Aktivität in Richtung Neuanfang fehlt. Körperlich kann das zu Atemwegserkrankungen führen, zu Erkrankungen der Nasennebenhöhlen, sich mit häufigen Erkältungskrankheiten bemerkbar machen, sich in Hauterkrankungen manifestieren oder zu Beschwerden im Bereich des Dickdarms führen.

Der trauernde Mensch zieht sich in sich zusammen, schlingt die Arme um die Knie, möchte seine Umwelt ausschließen. Genau hier liegt auch schon Hilfe. Wenn er sich öffnen kann, die Arme weit ausstreckt zu beiden Seiten und tief durchatmet, dann gelangt neue Lebensenergie in die Lunge, die ihm hilft, dass seine Trauer in Bewegung kommt. Das Öffnen ist die Gegenbewegung zum ‚Sich verschließen'.
Eine weitere Gegenbewegung kann sein, dass der trauernde Mensch sich wieder unter Menschen begibt, sich einen lustigen Film ansieht oder einfach nur bewusst versucht auch mal zu lachen.
Das Hinausgehen und das Lachen sind Energien, die die Trauer aufheben, dabei ist keineswegs gemeint, dass der Gegenstand der Trauer nun weniger ernst geworden ist. Nein, durch das Lachen und den Versuch, wieder Freude zu spüren (und sei es nur für einen kleinen Moment), kommt Bewegung in die Trauer, es fließt wieder. Wir können loslassen und neue Zukunftsperspektiven erkennen.

Tränen, die Quelle der Trauer
Tränen können jede Gefühlsregung begleiten. Sobald ein Gefühl unser Herz wirklich berührt, fließt ‚es' über. Im Herzen fühlen wir, das Herz ist der Hort unserer Gefühle. Daher gelten Tränen nur dann als echt, wenn sie ‚direkt aus dem Herzen kommen'.

Tränen haben im Trauerprozess eine wichtige Funktion. Wenn erst einmal die Tränen fließen, dann bedeutet das, das wir im Fluss (des Trauerprozesses) stehen. Wenn Tränen fließen, trauern wir. Oft können Menschen nicht weinen, wenn sie in der ‚Trauerschleife' festhängen. Wenn sie die Tränen zulassen, dann kommt auch der Prozess wieder in Schwung, der Kreislauf hin zum Neuanfang kann fließen.

Nahrungsmittel, die das Metallelement stärken
Die Geschmacksrichtung für das Metallelement ist ‚Scharf'. Wenn Sie also nach scharfen Speisen ausgeprägten Guster haben, dann weist das darauf hin, dass sie vermehrt Metallenergien brauchen. Mäßig scharfe Speisen hie und da fördern das Metallelement. Doch allzu viel Scharfes kann

austrocknend auf unsere Säfte (Blut und Körpersäfte, z. B. trockene Haut, trockene Schleimhäute, trockene Augen ...) wirken.

Um Ihre Lunge zu stärken, können Sie zwischen 15 und 17 Uhr etwas Süßliches zu sich nehmen. Dabei eignen sich ganz besonders gut Trockenobst, Nüsse mit Trockenobst, einige Rosinen oder einen Happen vom ‚selbst gemachten Marzipan'. Aber auch Getreide oder Bohnen haben einen leicht süßlichen Geschmack (wenn man ausreichend kaut). Zusätzlich nehmen Sie folgende Lebensmittel vermehrt zu sich:

> Hafer, Erdnuss, Walnuss, Mandeln, Sellerie, Karotte, Pastinake, Champignon, Knoblauch, Weintraueben/Rosinen, getrocknete Marillen, Gans, Butterschmalz, Basilikum, Bohnenkraut, Thymian, Majoran, Origano, Rosmarin, Ysop, usw.

Garen Sie Ihre Speisen im eigenen Saft oder im Backrohr, machen Sie Kompotte. Vermeiden Sie die ‚Feuchtigkeitstankstellen' (Kaltes, Rohes, Milch & Co) und alles extrem Scharfe.

Gehen Sie in eine Ebene (oder auf einen Berggipfel) spazieren, richten Sie Ihr Auge auf den Horizont, tanken Sie diese Weite, die Sie zu neuen Perspektiven führen wird.

Weg mit Übergewicht – der Weg nach der TCM

Abnehmen nach dem ‚Wohlfühlprinzip'
Nach den Feiertagen, die wir in Lust und Genuss mit vielen Leckereien
verbracht haben, bringen wir schon mal den einen oder anderen Kilo zuviel
„auf die Waage".
Doch sinnvoller ist es, die Waage außer acht zu lassen und mehr auf das
„Wohlfühlen" zu achten. Das Prinzip dieser Ernährungsform beruht so stark
auf das „innere Fühlen" das „Erspüren" der eigenen Befindlichkeit, dass man
eine Waage eigentlich gar nicht braucht.

Was ist Übergewicht und wie entsteht es?
Übergewicht ist für die TCM eine starke Ansammlung von Feuchtigkeit und
von Schleim, der aus langjähriger Feuchtigkeit und einem „kalten
Verdauungssystem" langsam entstanden ist.
Ich möchte dieses Bild gerne so skizzieren:
Stellen Sie sich einen Ofen vor. Wenn dieser richtig gut an- und untergeheizt
wird, dann kann man eine Menge Holz und Kohle hineingeben, er glüht und
verbreitet mollige Wärme.
Wenn die Zeitung nicht richtig brennt, das Kleinholz nur glost und keine
hellen Flammen schlägt, dann werden größere Holzstücke und Kohle gar
nicht richtig anfangen zu brennen, der Ofen bleibt kalt und strahlt keine
Energie ab.
Übergewicht entsteht also meistens aus einem energetischen
Ungleichgewicht in den Verdauungsorganen Magen, der die Nahrung
aufnimmt und energetisch vorbereitet, Milz, unsere „Hochofenanlage" und
Dick-, bzw. Dünndarm, die beide für die „Verwandlung" zuständig sind.

Abnehmen nach der TCM
Abnehmen nach der TCM ist eine Umstellung der Ernährungsgewohnheiten
auf ein anderes System, das nach dem persönlichen Energiebild individuell
auf jeden Menschen abgestimmt ist. Wer sich nach den Grundsätzen der
TCM ernährt, wird längerfristig auch positive Veränderungen in seinem
ganzen Leben feststellen, da energetisches Ungleichgewicht im Körper
immer auch ein Ungleichgewicht in der Befindlichkeit bewirkt.

Eine Seminarteilnehmerin, schreibt ganz begeistert einen Seminarbericht
und bringt die Kernaussage auf den Punkt: „Auf jeden Fall ist Schluss mit
Kaffee und Kipferl zum Frühstück. Ein warmes Frühstück mit Getreide wird
sicher meiner Gesundheit zuträglicher sein. Ich möchte gern einige Kilos
weniger haben und weiß seit diesem Vortrag, was ich bisher falsch gemacht
habe. Ich danke Frau Laspas für das interessante, kurzweilige und ‚sinnliche'
Seminar."

Wie kann abnehmen?
Beginnen Sie den Tag mit einem warmen Frühstück, versuchen Sie
möglichst oft, eine warme Mahlzeit zu sich zu nehmen. Vermeiden Sie

Rohkost und kalte Getränke. – Alles was Sie kalt oder roh zu sich nehmen, muss Ihr Körper mit körpereigener Energie erst „kochen", um es überhaupt verwerten zu können. Meist schafft er das gar nicht und es bildet sich noch mehr Feuchtigkeit.

Vermeiden Sie möglichst auch Fertignahrung, Tiefkühlkost und Mikrowellennahrung und pflegen Sie ihr „Verdauungsfeuer". Gehen Sie öfter spazieren, Rad fahren, laufen – lernen Sie die Beweglichkeit Ihres Körpers, das Zusammenspiel der Muskel schätzen und lieben. Besonders wichtig: Schlafen Sie ausreichend! Gönnen Sie sich Ihren Schlaf und genießen Sie die Zeit, die Sie im Bett verbringen können.

Zunge, Meister der Sprache und des Schmeckens

Schön ist sie nicht, aber ungemein vielfältig. Eigentlich nur ein kräftiger Muskel, mit zahlreichen Nerven und Blutgefäßen ausgestattet und zudem noch ziemlich nass. Zum Sprechen und Küssen besonders gut geeignet, doch Zeigen unerwünscht. Obwohl wir ohne sie schwer zurechtkämen, fristet sie doch ein stiefmütterliches Leben. Gemeint ist unsere Zunge.
Sie ermöglicht uns das Ertasten der Nahrung, das Kauen, Saugen, Schlucken, Küssen und Sprechen. Und mit ihren Geschmacksknospen können wir schmecken: süß, sauer, salzig, bitter - und umami (japanisch: fleischig, herzhaft, Köstlichkeit). Die Zunge leitet auch den Verdauungsvorgang ein: Transportiert die Nahrung im Mund, sodass diese gut durchgekaut und eingespeichelt werden kann, schiebt dann den Speisebrei in den Rachen und leitet den Schluckreflex ein.

Zeig mir deine Zunge und ich sage dir, wer du bist ...
Die Zunge dient in der Traditionellen Chinesischen Medizin (TCM) als besonders gutes Mittel zur Diagnostik der inneren Körperzustände. Allein durch das Betrachten des Zungenkörpers erschließt sich erfahrenen TCM-ÄrztInnen oder TCM-ErnährungsberaterInnen Ihr gesamtes Körpergeschehen. Man könnte sagen, auf der Zunge spiegelt sich das Innerste des Körpers – „Zeig mir deine Zunge und ich sage dir, wer du bist ...".

Zungendiagnose nach den Richtlinien der TCM
Wenn Sie zu einem TCM-Arzt oder einer TCM-ErnährungsberaterIn gehen, dann dürfen Sie ihm die „Zunge zeigen" – wichtig dabei ist, dass Sie an diesem Tag KEINE Zungenhygiene gemacht haben und auch ½ Stunde vorher nichts gegessen oder getrunken haben (Wasser ist o.k.). Sobald unser Magen verdaut, entsteht nämlich – bei gesundem Magen – ein hauchdünner Belag, der das Ergebnis unter Umständen verfälschen könnte. Ein Teil des Belages Ihrer Zunge ist eine Momentaufnahme und kann innerhalb kürzester Zeit ihr Aussehen verändern ... (Z. B. nach einer halben Stunde Akupunktur bei einem TCM-Arzt) Doch Beläge, Verfärbungen oder andere Beschaffenheiten, die immer da sind, zeigen dauerhafte energetische Veränderungen im Körper an.

Ob klein, dünn, groß, geschwollen, steif, zittrig oder schief - alles hat eine Bedeutung. Je dünner und kleiner die Zunge, desto eher kann es sich um einen Mangel an Blut und Säften handeln. Eine geschwollene und blasse Zunge zeigt uns eher einen Mangel an Energie oder gar Kälte.
Rote Pünktchen können Hitze oder Stauungen anzeigen. Risse oder Einkerbungen (sofern sie nicht angeboren sind) zeigen eher einen Mangel an Yin (Ruhe, Kühle ...). Oft nach Fieber (Hitze = Yang) zeigen sich Risse, die nach einiger Zeit wieder weg sind – der Körper hat den Yin-Mangel (Mangel an Kühle, entstanden durch das Fieber) wieder ausgeglichen.

Blasen- und Nierenenergie zeigen sich auf der Zungenwurzel, der energetische Zustand der Leber zeigt sich auf der rechten Seite, der der Gallenblase auf der linken. Das Herz auf der Zungenspitze, danach gleich die Lunge. Magen und Milz eher in der Mitte.

Ein dünner weißlicher Belag ist normal, ein dicker zeigt an, dass Kälte im Körper ist (zum Beispiel am Beginn einer Erkältung). Gelber Belag zeigt uns an, dass schon Hitze entstanden ist, z. B. eine Erkältung mit Fieber kann zu gelblichem Zungenbelag führen.
Schwarzer, brauner Belag oder gar überhaupt kein Belag hat auch seine Bedeutung, daher ist es wichtig, dass Sie vor der Zungendiagnose keine Zungenhygiene betreiben, Kaffee oder schwarzen Tee trinken.

Zungenprobleme

Die Zunge dient in der TCM als besonders gutes Mittel zur Diagnostik der inneren Körperzustände. Allein durch das Betrachten des Zungenkörpers erfahren TCM-ÄrztInnen oder TCM-ErnährungsberaterInnen mehr über Hitze, Kälte, Feuchtigkeit, Qi, Blut und anders innerhalb des Körpers. Man könnte sagen, auf der Zunge spiegelt sich das Innerste des Körpers – „Zeig mir deine Zunge und ich sage dir, wer du bist ..."
Doch manchmal gibt es Probleme, z. B. Schmerzen oder Brennen ...

So wie es keine zwei gleichen Menschen gibt, zeigen unsere Zungen auch ganz unterschiedliche Gesichter. Obwohl die meisten „Zungenprobleme" (Meine Zunge ist so rissig ...) ohne Schmerzen einfach „da" sind, gibt es dennoch immer wieder KlientInnen in meiner Praxis, die über ein Brennen oder schmerzhafte Rötungen klagen. Nachdem Sie alle Möglichkeiten mit Ihrem Arzt abgeklärt haben, bleibt nur noch der Weg zur Selbsthilfe oder dem Leid. Doch das muss nicht sein. Da in der Literatur nicht viel zu finden ist, greife ich hier auf meine Beobachtungen in der Praxis zurück. Wenn Sie an Zungenbrennen oder dergleichen leiden und Ihnen Ihr Arzt nicht mehr helfen kann, dann finden Sie vielleicht hier Ihren Weg.

Zungenbrennen:
Immer wieder habe ich KlientInnen in meiner Praxis, die über Brennen oder schmerzhafte Rötungen klagen. Nachdem Sie alle Möglichkeiten mit Ihrem Arzt abgeklärt haben, bleibt nur noch der Weg zur Selbsthilfe.

Aus westlicher Sicht:
Recherchiert man im Internet nach „Zungenbrennen", dann findet man immer wieder Hinweise darauf, dass wahrscheinlich ein Vitamin B und/oder Eisenmangel daran beteiligt ist. Außerdem liest man über eine Tendenz zur Diabetes. Und das Zungenbrennen meist erst ab dem 40. Lebensjahr zu beobachten ist, sowie bei Frauen stärker als bei Männern.

Aus Sicht der TCM:
Das Brennen der Zunge wird oft in Zusammenhang mit Trockenheit des Körpers und bei „übermäßigem Durst" beschrieben, wie es zum Beispiel bei Diabetes ein Anzeichen ist. In meiner Praxis habe ich das Zungebrennen auch oft in Zusammenhang mit einem „heißen Magen" beobachtet.
Alles jedoch kann man unter der großen Überschrift „Yin-Mangel" zusammen fassen. Hierzu passen auch die Anzeichen, die mir meine KlientInnen beschrieben haben:

> Das Brennen wird gegen Abend stärker und oft unerträglich in der Nacht
> Manche Tage ist es gar nicht vorhanden
> Manchmal tritt es gemeinsam mit Sodbrennen auf
> Wasser kühlt und lindert etwas, nimmt aber nicht das Brennen

Dadurch treten große Schlafstörungen auf, durch die das Brennen
scheinbar noch stärker wird

Yin-Mangel:
Yin und Yang möchten sich auch in unserem Körper immer die Waage
halten. Doch durch unsere Lebensweise – mehr im Yang auf der einen Seite
(also Stress, keine Zeit für Pausen, Unterdrückte Emotionen) und zu viel Yin
auf der anderen Seite (zu viel Sitzen, zu viele kalte und rohe Lebensmittel
sowie Milch- und Milchprodukte, denaturierte, eingefrorene Nahrung und
Mikrowellenzubereitung) braucht es sehr viel Kraft (Qi) den Ausgleich ständig
zu schaffen.

So kommt es im Laufe des Lebens zu einem Ungleichgewicht des
Energieflusses im Körper. Das Organ, das für unsere Blutproduktion so
wichtig ist, wird kalt und leidet bald an einer Unterversorgung an Energie (Qi)
– es ist die Milz. Sie erzeugt aus den Speisen einen feinen Nebel, den der
Körper dann für die Blutproduktion, die Befeuchtung von Haut und
Schleimhäuten, sowie den Augen verwenden kann. Wird die Milz nun kalt, so
kann sie ihrer Arbeit nicht mehr ausreichend nach gehen, innerhalb des
feinen Nebels entstehen größere „Tröpfchen", die der Körper über die
Ausscheidungsorgane abtransportieren muss und die langfristig bei der
Produktion von Blut, sowie der Befeuchtung von Haut (etc.) dann fehlen.

Einerseits werden wir so immer feuchter – aber leider an falscher Stelle –
andererseits trocknen wir immer mehr aus. Übergewicht und trockene Haut
ist ein klassisches Beispiel.
Dieses „innerliche Austrocknen" kann man vergleichen mit einem Auto,
dessen Öl alt und zäh geworden ist und das den Motor nicht mehr
ausreichend schmieren kann. Er läuft heiß.
So laufen auch wir heiß – unser Blut wird „dickflüssiger" und daraus
entstehen eine Vielzahl von Krankheiten – „Falsche Hitze" oder „Yin-Mangel"
wird es nach der TCM genannt.

Der Yin-Mangel manifestiert sich aber bei jedem Menschen wo anders. Eines
der Anzeichen dafür kann auch Zungenbrennen sein.

Zungenbrennen und der Magen:
Die Milz hat einen Bruder – es ist der Magen. Bei den „Bruder-Schwester"-
Organpaaren in unserem Körper ist ein Organ Yin und eines Yang. Wird nun
die Milz (siehe oben) immer kälter, gibt sie Yang-Energie sozusagen an ihren
Bruder ab (kann sie die Energie nicht mehr halten und sie steigt auf) – Hitze
steigt immer nach oben und der Magen wird immer heißer.
Das kann sich durch unstillbaren Hunger bemerkbar machen und bis zum
Reflux gehen.

Ein energetisches Ungleichgewicht im Magen kann sich aber auch noch an
anderen Anzeichen im Mundbereich zeigen, z.B. Brennen oder Entzündung
der Mundschleimhaut und trockener Mund am Nachmittag. Aphthen zeigen

auch einen Hitzeprozess, meist im Herzbereich oder der Milz, das kann auch nur sporadisch auftreten, z. B. wenn man lange Zeit geredet hat.

Erste Hilfe aus der TCM-Ernährung:
Natürlich ist jede Art von Problemen mit Ihrem Arzt abzuklären.
Eine Umstellung der Ernährung nach den Grundsätzen der TCM ist aber in jedem Fall zu empfehlen, ich oder eine TCM-Ernährungsberaterin in Ihrer Nähe beraten Sie gerne und arbeiten auch mit Ihrem Arzt zusammen.
Achten Sie dabei auf wärmende Nahrung, vermeiden Sie zu viel Kaltes, Kühlendes, Rohes, Denaturiertes oder Essen aus der Tiefkühltruhe, sowie übermäßig Milch und –produkte. Achten Sie auf ausreichend Bewegung und Schlaf. Ziel dabei ist, dass die Milz wieder Energie bekommt und ihre Arbeit einwandfrei machen kann.
Lesen Sie auch weiter beim Rezept „Weizenwasser", das bei Zungenbrennen oft schon Linderung verschafft hat.

Frauen- und Kinderthemen

Begegnung von Himmel und Erde – ein Kind entsteht

Der Ursprung des Menschen liegt in der Interaktion von Himmel und Erde.

> „Die Yang Energie des Himmels verbindet sich mit der
> empfangenden Erde
> und erzeugt einen neuen Menschen.
> Die nennt man Leben".
> (Ling Shu, Kap. 8)

Nach der TCM bekommt jeder Mensch einen Teil seiner Lebensenergie aus dem Energiepotenzial seiner Eltern mit. Nach der Zeugung wird er jeden Monat durch eine andere Leitbahn der Mutter versorgt und das Gelingen ist ausschließlich von der Ernährung der Mutter abhängig.
Ein traditionelles Ehepaar bereitet sich schon ein Jahr vor der Zeugung energetisch auf die Empfängnis vor. Das heiß, sie meditieren, machen Qi Gong oder ähnliche Übungen der Ruhe und sie ernähren sich optimal. Selbstverständlich hören sie mit allem auf, was dem neuen Leben schaden könnte, wie z. B. rauchen, Pille oder sonstigen Schädlichkeiten.

Die Phase der Vorbereitung auf eine Schwangerschaft, die Schwangerschaft selber und auch die Zeit danach ist eine gute Zeit, mehr in sich zu gehen und an seinen Lebensgewohnheiten Veränderungen vorzunehmen. Sich selber und auch dem neuen Menschen zuliebe.

Entstehung des Kindes

Wunderschön liest sich, was in alten chinesischen Texten und Lehrbüchern über die Zeugung des Kindes steht:

> „Die Essenz (Jing) des Mannes verbindet sich mit der Essenz (Jing) der Frau und neues Leben entsteht. (Wenn die große Kraft Shen ihren himmlischen Segen dazu gibt.)

Das harte Yang dringt in das weiche Yin ein, Mann und Frau vereinigen sich in Harmonie und Wolllust, die Grundlagen für ein neues Leben werden gelegt. Das Jing des Mannes (Samen) und das Jing der Frau (Blut) verschmelzen miteinander. Shen, die schöpferische Kraft des Himmels kann nun walten. Daher wurzelt die Physiologie der Frau im Blut, die des Mannes im Qi. (Yin und Yang)

Vom göttlichen Wind (Shen Feng – Orgasmus) aufgewühlt, geben wir die irdische Grundlage eines neuen Lebens weiter. Jing Shen (ursprünglicher Geist) modelliert das Lebens Sheng auf Basis des Grundstoffes Jing."

Schwangerschaft bietet gesundheitliche Chancen für Mutter und Kind

Die Entwicklung des Fötus wird also einerseits vom angeborenen Vermögen der Eltern festgelegt (Qi Jing Ba Mai), als Grundlagen der Menschwerdung, andererseits wird er jeden Monat durch eine andere Leitbahn der Mutter versorgt und das Gelingen ist ausschließlich von **der Ernährung und sonstigen Lebensführung der Mutter** abhängig. So können Störungen (Schwächungen) im neuen Menschen entstehen, die ihren Ursprung im Mutterleib haben. (Schlechte Ernährung des Fetus im Mutterleib)

Da der neue Mensch während seiner Entwicklung die Energie der Leitbahnen aus jenen der Mutter bezieht, kann hier die Ernährung nach der TCM wunderschöne Ergebnisse erzielen.
Die TCM-Ernährung setzt nach der jeweiligen Konstitution der Mutter, aber auch nach dem entsprechenden Bedarf des Kindes, bestimmte Lebensmittel dazu ein.
Die Chancen liegen hier für die Mutter darin, dass sie, weil ihr Stoffwechsel rascher arbeitet, ihren energetischen Zustand durch die Ernährung sogar verbessern kann. In umgekehrten und ungünstigen Fall leeren sich manche Leitbahnen, sodass nach der Geburt energetisches Ungleichgewicht „über die Mutter hereinbricht". Starkes Schwitzen, Schlaflosigkeit, extreme Müdigkeit, Lustlosigkeit, Husten, häufige Erkältungen und vieles andere kann durch dieses Ungleichgewicht entstehen.

Ernährung während der Stillzeit und dem „Zufüttern" beim Kind:
Ganz besonders nach der Geburt sollte auf optimale Ernährung geachtet werden. Es gilt, die Energie, die während der Geburt verbraucht wurde, wieder aufzubauen. Die Mutter muss gestärkt werden und das Baby bekommt durch die Muttermilch einen idealen Start ins Leben. Die Verdauungsorgane des Babys sind sehr empfindlich auf Ernährungsfehler, die sich in der Qualität der Muttermilch bemerkbar machen.
Ideal ist es, etwa ein Jahr zu stillen. Ab dem sechsten Monat kann man, wenn es das Kind möchte beginnen, einzelne Nahrungsmittel zuzufüttern, wobei hier mit passierten Karotten begonnen wird, die ca. 1Std. gekocht wurden.

Frauensache – die Menstruation

Monatlich das selbe Spiel – Brustspannungen, Stimmungsschwankungen, schmerzhafte Menstruation, unregelmäßige Blutungen oder dergleichen Unangenehmes. Aus Sicht der TCM muss das nicht sein, denn Menstruationsprobleme finden ihre Ursache unter anderem in Ernährungsfehlern.

In der TCM gibt es keine allgemeinen Lösungen, jeder Mensch ist einzigartig, und daher individuell zu betrachten. So hat auch jede Frau aus einem anderen Grund Menstruationsbeschwerden. Zu aller erst klärt man Probleme am besten mit einem Facharzt ab. Gibt es keine eindeutigen körperlichen Ursachen, sollte man eine Ernährungsumstellung ins Auge fassen.

Energiestau schmerzt

Schmerz entsteht nach der TCM immer dort, wo sich Energie oder Blut staut. Die Energie, das Qi, kreist im ganzen Organismus und versorgt ihn mit neuem Qi aus der Atemluft. Dabei bewegt das Qi natürlich auch das Blut. Stellen Sie sich eine Autobahn vor. Die Autos sind das Qi, die Autobahn die Leitbahnen (Meridiane) im Körper. Alles fließt bestens – bis es einen Unfall gibt. Dann staut sich plötzlich das Qi. Zuerst nur um die Unfallstelle, später weitet sich der Stau aus und legt große Teile der Autobahn lahm.

Wie bei einem Autostau kann man auch dem gestauten Qi im Körper helfen, wieder in Fluss zu kommen. Je nach Frau können das Massagen, Wärme, Bewegung oder aber auch Ruhe und kühlende Kompressen (z. B. bei Kopfschmerzen) sein. Soweit bei akuten Beschwerden.

Durch Nahrung dem Stau aus dem Weg

Die TCM möchte aber immer an der Wurzel der Ursache Veränderungen bewirken. Es gar nicht zu einem Stau kommen zu lassen. Hier helfen spezielle Lebensmittel, die das Qi bewegen und auch gut für das Blut sind. Dies wären zum Beispiel Jungzwiebeln, Lauch oder Sellerie.

Oft leidet auch die Fließeigenschaft des Blutes durch unsachgemäße Ernährung. Wenn das Blut nicht sämig fließt, tut sich das Qi schwer, es zu befördern. Entweder das Blut erhitzt sich und wird zähflüssig. Oder es ist zu kalt und lässt sich dadurch nicht gut befördern. Dadurch kann es zu Unregelmäßigkeiten, zu starken oder zu schwachen Blutungen kommen. Wenn sich zu den Menstruationsproblemen auch noch Schlafprobleme und trockene Haut gesellen, dann tun zum Beispiel Spinat, Karotten, Sesam und Tomaten gut.

Wenn Emotionen hohe Wellen schlagen

Aber nicht nur durch Ernährung, sondern auch durch unausgelebte Emotionen kommt es zu Stauungen im Qi-Fluss. Unser Blutspeicher nach der TCM ist das Holzelement, dieses sorgt auch dafür, dass das Qi eines jeden Organs in die richtige Richtung fließt. Und keine „Geisterfahrer" passieren. Dem Holzelement sind die Emotionen Wut und Ärger zugeordnet.

Kein Wunder also, wenn viele Frauen in der zweiten Zyklushälfte vermehrt mit diesen Gefühlen konfrontiert werden. Hier kann sowohl Nahrung helfen, als auch folgender Tipp:

„Essen Sie nährende Lebensmittel, wie Fleisch, Eier und Alkohol eher in der ersten Zyklushälfte und schränken Sie sie in der zweiten ein. Probieren Sie das einige Monate aus und beobachten Sie, was passiert."

Kinderernährung

Die ersten sieben Jahre festigen das Verdauungsfeuer

Unsere Kinder kommen mit einem unfertigen Verdauungssystem auf die Welt. Nach der TCM dauert es sogar die ersten 7 Jahre, bis das ‚Element Erde' (also Magen und Milz-Bauchspeicheldrüse) ausgereift ist und der ‚in der Erde verwurzelt' sind.

Diese ersten sieben Jahre Ernährung entscheiden oft, ob der Mensch in Zukunft ein robustes Verdauungssystem hat oder nicht. Sie sehen, wie wichtig es daher ist, unseren Kindern in den ersten sieben Jahren kindgerechte Ernährung zu geben.

Kindgerechte Ernährung nach der TCM

Als Mutter dreier Kinder und TCM-Ernährungsberaterin kenne ich die Probleme, die sich auftun, möchte man seinem Nachwuchs Gesundes nach der TCM auftischen. Solange sie noch nicht in Kindergarten oder Schule gehen, ist es einfach, die lieben Kleinen essen, was auf den Tisch kommt. Wichtig bei der Ernährung für unsere Kinder ist aber, dass die ganze Familie sich nach den Grundsätzen der TCM ernährt, denn wer möchte schon ein ‚Extraessen' bekommen?

Kaum gehen sie in den Kindergarten, geht es schon mit der Jause los, Milch mit diversen Cerealien, Nutellabrote und Co. Das die Kinder oft mit dem Eintritt in den Kindergarten ein ganzes Jahr ‚kränkeln', ist zum Teil auf eine ungesunde Ernährung zurückzuführen. Ungesund im Sinne der TCM, das heißt, Zitrus- und Südfrüchte im Winter, Süßigkeiten, zuviel Milch und Milchprodukte und viel zu wenig gekochtes Getreide. Zuviel Tiefkühlnahrung und zu vieles aus der Mikrowelle.

Ein Getreidefrühstück jeden Tag mit ausreichend lange gekochtem und schön saftigem Getreide reicht oft aus, um den Kindern eine Triefnase zu ersparen. Damit kann man gut starten, später ‚arbeitet' man sich hinauf auf zwei Getreidemahlzeiten pro Tag.

Wenn die Kleinen größer werden (ab 7 Jahren), dann spüren sie, wie Essen wirkt. Damit unsere Kinder das spüren, ist es wichtig, es bewusst zu machen. Das wiederum bedeutet, uns als Eltern muss es zuerst bewusst werden. Es sind nämlich nicht die Schnupfenviren oder Bakterien vom Nachbarkind, die es krank machen, sondern das eigene Essverhalten bereitet den Boden vor, auf dem sich diese krankmachenden Erreger ‚vermehren' können.

Kindgerechte Ernährung in Kürze:

Nicht essen sollten Säuglinge und Kleinkinder:

> Fruchtsäfte (eiskalt schon gar nicht), sie sind zu süß und zu kalt und machen Feuchtigkeit und Schleim.
> Brot, es schadet der Milz und macht Feuchtigkeit und Schleim.
> Rohes Gemüse

Viel Käse
Süßes
Eis

Essen sollten Säuglinge und Kleinkinder:
Basis: gekochtes Getreide
Dazu: gekochtes Obst und Gemüse
Dezent: wenig und gekochte Milchprodukte und tierisches Eiweiß
Als ,Tüpfelchen auf dem I': Fette, Öle und Süßigkeiten

Und was sonst noch das Erdelement stärkt
Damit das Erdelement unserer lieben Kleinen ausbilden kann, braucht es
aber nicht nur die richtige Ernährung, sondern auch ein großes Maß an
Liebe. Ohne Liebe kann ein Kind sich nicht zu vollständigen körperlichen und
seelischen Gesundheit entwickeln. Die Liebe sollte das Kind spüren und
hören.

Kinder brauchen aber auch klar umrissene Grenzen, damit sie sich Sicher
fühlen. Dazu gehören auch feste Rituale und feste Zeiten (besonders in den
ersten vier Jahren) für Nahrungsaufnahme und Schlafen gehen. Dies ist ein
gewisses Maß an Disziplin, ohne die unsere Kleinen sich wie ein Blatt im
Wind fühlen.

Kinder brauchen auch viel Schlaf. Das mag augenscheinlich bei vielen
Kindern nicht so zu sein, denn sie haben gelernt, so zu sein wie Mami oder
Papi, dennoch sieht man es den Augen und Gesichtchen an, wenn der
Körper übermäßig auf die vorgeburtliche Energie (also unsere
Energienotreserve) zurückgreifen muss.
Oft hat schon geholfen, das Kleine ins elterliche Schlafzimmer (in einem
eigenen Bett) zu nehmen und sich als Familie, um 20 Uhr niederzulegen.
(Viel Schlaf tut auch den Eltern manchmal gut. Probieren Sie das einmal aus
und beachten Sie bitte, welche Kräfte Ihnen nach einigen Nächten wachsen!)
So fühlen sich die Kinder nicht ausgeschlossen und fürchten auch nicht, dass
ihnen etwas entgeht.

Kochen kontra Vitamine?
Auf die oft gestellte Frage, was denn mit den Vitaminen passiere, wenn man
die Lebensmittel länger koche, gibt es zwei Antworten:

Die eine ist, dass die TCM mit Energie arbeitet und annimmt, dass die
Energie von der Flamme des Herdes in die Speise eingeht. (Das ist auch
tatsächlich spürbar!)

Die andere Antwort ist, (und die kommt vom Kinderarzt Bob Flaws), dass ein
schwaches Verdauungsfeuer aus einer rohen Karotte, die 80% Vitamine hat,
ungefähr 10% verwerten kann, ehe sie ausgeschieden wird. Eine gekochte
Karotte, mag sie nur mehr 20% haben, kann zu 100% verwertet werden, weil

sie nicht mehr mühsam und unter Einsatz körpereigener Energien ,gekocht'
werden muss.

Früherkennung - die Ausscheidung des Kindes beobachten
Der amerikanische TCM-Kinderarzt Bob Flaws schreibt in seinem Buch
,Chinesische Heilkunde für Kinder' über die Entstehung von
Erkältungskrankheiten bei Kindern (und das gilt natürlich auch für
Erwachsene!) folgendes:
"Ein breiiger Stuhl ist das erste Anzeichen, dass das Kind aufgrund falscher
Ernährung krank wird. Meist sind Zucker, Süßigkeiten, Obstsäfte, fette, ölige
Speisen oder auch kaltes Essen oder Getränke aus dem Kühlschrank die
Übeltäter. Sollte also der Stuhl breiig werden, weil es zuviel von diesen
Speisen genossen hat, muss man als erstes diese Nahrungsmittel aus dem
Speiseplan streichen.
Ist einem der breiige Stuhl als erstes Indiz einer möglichen Erkrankung nicht
aufgefallen, ist das zweite Alarmsignal oftmals eine vermehrte Absonderung
in der Nase ...
...und daraufhin ernährungsmäßig eingreifen: reine, gekochte und warme
Speisen, auf keinen Fall zuckerhaltige Lebensmittel, Süßigkeiten,
Milchprodukte oder saure, rohe, kalte oder eisgekühlte Speisen ..."

Nachlassen sexueller Bedürfnisse im Wechsel

Während der hormonellen Umstellung in den Wechseljahren kann es sein, dass das sexuelle Bedürfnis nachlässt.
Das erklärt man in der TCM mit der Energie in den „Toren des Lebens", den Nieren. Diese Energie wird im Laufe eines langen Menschenlebens weniger. Das ist ein natürlicher Vorgang.
Oft wird die Umstellung auch begleitet durch Rückenschmerzen und Kältegefühl im Kreuzbereich und den Knien. Es kann sich durch reichlich blassen Harn zeigen oder manchmal gar durch Wassereinlagerungen in den Beinen.
Im psychischen Bereich kommt es vor allem zu Unlust, was Unternehmungen betrifft.
Es ist eine Zeit, in der man verstärkt auf sich schauen sollte, etwas mehr Ruhe und genügend Schlaf bringen auch die sexuelle Lust wieder hervor. Eine natürliche Abnahme der sexuellen Lust kann man auch bei langen Partnerschaften beobachten. Das Feuer der Jugend ist einem stillen vertrauten Zusammensein im Alter gewichen. Frauen reagieren stärker als Männer auf Routine. Ein Wochenende zu zweit in einem romantischen Ort oder ein Urlaub auf neuen Pfaden kann auch hier etwas helfen.

Als Unterstützung für das „Feuer des Lebens" sind besonders gut wärmende Nahrungsmittel, wie Fenchel, Kastanien, Weintrauben, Rosinen, Hirse, Walnuss (jeden Tag eine, roh oder gekocht, bis Besserung eintritt)*, Kürbisse, Hirsch und Fisch.

Also alles Nahrungsmittel, die gerade auch im Herbst und Winter verwendet werden sollten.
Als Gewürze empfehle ich die Speisen mit Zimt, Anis und Nelken zu verfeinern. Auch Ingwer, Dille und Wacholderbeeren oder eine Prise Rosmarin sind wärmende Kräuter.
Doch Achtung mit den Gewürzen, nehmen Sie zuerst nur wenig und fühlen Sie, wie der Körper darauf reagiert.

Allgemein für die Ernährung in der kalten Jahreszeit gilt (und diesem Bild des Wechsels):
Möglichst drei Mal täglich eine warme (gekochte) Mahlzeit essen, auf Tiefkühlkost möglichst und auf Mikrowelle ganz verzichten.
Tiefkühlkost nur sparsam einsetzen, da uns eingefrorene Nahrungsmittel zu wenig Energie liefern und gerade die brauchen wir jetzt dringend.

Hie und da ein Fußbad am Abend stärkt die „Tore des Lebens". Füße dann gut abtrocknen und warme Socken anziehen. Nie mit kalten Füßen schlafen gehen.

)* Walnüsse sind gekocht bekömmlicher.

Schwangerschaft und Ernährung

Es ist die Achtung dem neuen Menschen gegenüber und unsere Intuition, die uns die Ernährung und die Lebensweise während der Schwangerschaft und Stillzeit vorgeben sollte und niemals strikte Diktion aus Büchern oder anderen Quellen. Auch haben sich die Erkenntnisse in den letzten 20 Jahren geändert, wenn uns Ratschläge instinktiv nicht ins Leben passen, dann wird es schon seinen Grund haben. Jeder Mensch ist anders und so kann es niemals Ernährungs- oder sonstige Regeln geben, die für alle Menschen gleich gültig sind. So empfehle ich immer, alles Neue und auch meine Empfehlungen durch den eigenen Verstand zu prüfen und nur das zu verwenden, was für das eigene Leben verträglich ist bzw. Dinge einfach den eigenen Umständen gemäß abzuändern und anzupassen. Wer immer ganz „bei sich" ist und sein Bauchgefühl in seine Entscheidungen einbezieht, der geht den besseren Weg.

Nach der TCM bekommt jeder Mensch einen Teil seiner Lebensenergie aus dem Energiepotenzial seiner Eltern mit. Aus diesem Grund bereitet sich ein traditionelles Ehepaar schon ein Jahr vor der Zeugung energetisch auf die Empfängnis vor. Sie ernähren sich qualitativ hochwertig und üben „Achtsamkeit" aus. Das heiß, sie meditieren, machen Qi Gong oder ähnliche Übungen der Ruhe. Sie laden ihr zukünftiges Kind ein, sich bei ihnen niederzulassen. Selbstverständlich hören sie mit allem auf, was dem neuen Leben schaden könnte, wie z. B. rauchen, Pille oder sonstige Schädlichkeiten. Es ist eine Zeit, um „zu sich zu kommen". Ziel ist es, den zukünftigen Leben den bestmöglichen „Nährboden" zu ermöglichen und den größtmöglichen Anteil an vorgeburtlicher Energie mitgeben zu können.

Im Augenblick der Zeugung gelangt nach der TCM ein neuer „Geist", Shen genannt, in den Körper der Frau. Zu diesem Zeitpunkt hat der neue Mensch schon sein „Päckchen" an vorgeburtlicher Energie erhalten. Unser neuer Mensch entwickelt nun gemäß des großen Planes, in zehn Mondmonaten seine energetischen Leitbahnen – die Meridiane. Diese Leitbahnen sind den fünf Elementen, Holz, Feuer, Erde, Metall und Wasser zugeordnet.

Während seiner Entwicklung benötigt der neue Mensch die Energie der Leitbahnen aus jenen der Mutter. Hier setzt die Ernährung nach der TCM an, die grundsätzlich nach der jeweiligen Konstitution der Mutter, aber auch nach dem entsprechenden Bedarf des Kindes, bestimmte Lebensmittel einsetzt. Die Chancen liegen hier für die Mutter darin, dass sie, weil ihr Stoffwechsel rascher arbeitet, ihren energetischen Zustand durch die Ernährung sogar verbessern kann. Sie kann theoretisch energetische Ungleichgewichte, die vor der Schwangerschaft schon bestanden, korrigieren.

In umgekehrten und ungünstigen Fall leeren sich manche Leitbahnen, sodass nach der Geburt energetisches Ungleichgewicht „über die Mutter hereinbricht". Starkes Schwitzen, übermäßige Traurigkeit, Schlaflosigkeit, extreme Müdigkeit, Lustlosigkeit, Husten, häufige Erkältungen und vieles andere kann durch dieses Ungleichgewicht entstehen.

Energetische Veränderungen während der Schwangerschaft:
Im Körper der Frau ruhen nun zwei „Shen". Das merkt die werdende Mutter, weil ihr immer sehr warm ist. Nun werden ganz besonders das Blut und die Bildung des Blutes beansprucht. Dies geschieht im Holz-Element. Solange genügend Energie im Element Holz ist, merkt die Mutter nichts Besonderes. Sobald sie jedoch einen besonders großen Guster auf „sauer" entwickelt, ist es z. B. notwendig, das Holzelement, aber auch das Erd- und das Metallelement (diese sind indirekt beteiligt) im Körper zu stärken. Es kann passieren, das die Haut der Mutter trockener und spröder wird, es können Sehnen- und Muskelschmerzen oder gar vorzeitigen Wehen auftreten. Das Holzelement stärkt man durch den sauren Geschmack, aber auch durch spezielle Lebensmittel.
Doch Vorsicht! Ein Übermaß an Saurem unterstützt das Holzelement nicht mehr! In der späteren Schwangerschaft blockiert das Saure sogar den Fluss der Energie und sollten daher gemieden werden.
Nun gilt es, durch Veränderung der Lebensgewohnheit und der Ernährung vorzubeugen und alle Elemente, insbesondere aber das Holzelement zu stärken. Im Idealfall beginnt die Frau schon lange vorher, ihre Ernährung den veränderten Bedürfnissen anzupassen.

> **Ganz allgemein empfehle ich folgende Lebensregeln, besonders aber vor und während der Schwangerschaft:**
> Entspannen Sie sich täglich und ausgiebig, machen Sie es sich zur Gewohnheit zu meditieren, zu ruhen – einfach ganz „bei sich zu sein".
> Machen Sie mindestens jeden zweiten Tag aerobes Training.
> Gehen Sie viel an die frische Luft. Wenn Sie in der Stadt wohnen, nutzen Sie die Wochenenden, um in der Natur zu sein und sich von dort auch Energie zu holen.
> Versuchen Sie Situationen, die Stress verursachen, zu vermeiden.
> Legen Sie sich „Gelassenheit" zu. Stellen Sie sich z. B. vor, Sie seien eine Pyramide und alles, was rund um sie „herumwirbelt" kann sie nicht wirklich berühren.
> Massieren Sie Ihren Bauch sanft und lassen Sie sich öfter mal von einer/m Shiatsu-PraktikerIn verwöhnen.
> Massieren Sie Ihre Brust.
> Sorgen Sie für ausreichenden Schlaf. Schlaflosigkeit können Sie durch Veränderung der Ernährung verbessern oder verhindern.
> Achten Sie auf ausgewogene, natürliche Ernährung. Vermeiden Sie Fertigprodukte, Tiefkühlnahrung und Nahrung aus der Mikrowelle.

> **Ganz allgemein kann man für die Schwangerschaft folgende Ernährungsempfehlungen geben:**
> Vorrangig ist natürlich der energetische Zustand der Frau.
> Die Mahlzeiten sollten gekocht und warm gegessen werden.

Sie sollten leicht verdaulich sein.
Die Nahrung sollte hauptsächlich aus Getreide, Gemüse und Fleischsuppen bestehen.
Bei der Ernährung sollte auch die Jahreszeit berücksichtigt werden.
Zu vermeiden sind scharfe und heiße Nahrungsmittel, bittere und kalte, Alkohol und fettes Essen. Auch zuviel an Milchprodukten kann den Körper eher belasten, als gut tun.

Ernährung während der Stillzeit und dem „Zufüttern" beim Kind:
Ganz besonders nach der Geburt sollte auf optimale Ernährung geachtet werden. Es gilt, die Energie, die während der Geburt verbraucht wurde, wieder aufzubauen. Die Mutter muss gestärkt werden und das Baby bekommt durch die Muttermilch einen idealen Start ins Leben. Denn die Verdauungsorgane des Babys sind sehr empfindlich auf Ernährungsfehler, die sich in der Qualität der Muttermilch. Auch hier wird die Ernährung dem Energiebild der Mutter angepasst. Die grundsätzlichen Ernährungstipps gelten natürlich weiterhin.
Ideal ist es, etwa ein Jahr zu stillen. Das heißt, rund sechs Monate voll und dann langsam immer weniger die Brust zu geben, wobei das Kind immer seinen Bedürfnissen entsprechend genährt werden sollte. Vertrauen Sie darauf, das Ihr Kind instinktiv weiß, was es braucht!

Das kann sich dann gegen Ende des ersten Lebensjahres auf die eine Brust heute in der Früh, die andere Brust morgen, reduzieren. Das Stillen ist ein wunderbar einfaches Instrument und die Milch und auch ihre Produktion passt sich ganz natürlich den Bedürfnissen des Kindes an.
Im sechsten Monat kann man, wenn es das Kind möchte beginnen, einzelne Nahrungsmittel zuzufüttern, wobei hier mit passierten Karotten begonnen wird, die ca. 1Std. gekocht und dann passiert wurden.
Diese Empfehlungen sind natürlich auch dem Kind anzupassen.

Bei meinen drei Kindern habe ich beobachtet, dass das Zufüttern ungefähr mit dem ersten Zahn vom Baby gewünscht war. Mein Sohn bekam den ersten Zahn mit acht Monaten und verlangte mit Handzeichen ganz eindeutig, von meinem Teller kosten zu dürfen. Meine beiden Töchter verweigerten alle angebotenen „Zufütterungsversuche", bis sie mit ca. 11 Monaten den ersten Zahn bekamen. Geduld und Vertrauen sind angesagt.

Stillen - Nahrung für Körper und Seele

Stillen ist nicht nur für unsere Kleinen ein Moment der Innigkeit, auch wir Mütter erfahren uns während des Stillens neu. Wir müssen uns öffnen, uns hingeben, ganz im Weiblichen sein. Mit der Milch fließt unsere Lebensenergie, mit der wir unsere Kleinen nähren. Wir geben buchstäglich alles in den Monaten des Stillens.

Stillen ist für mich die innigste nachgeburtliche Verbindung zwischen Muter und Kind. Unsere Kleinen nehmen mit der Muttermilch nicht nur Nahrung, sondern auch Liebe pur auf. Vorausgesetzt, wir Mütter haben die nötige Ruhe, ist das Stillen der intimste, innigste und wohligste Moment.
Durch das Hormon Oxytocin, das sowohl beim Gebären (löst Wehen aus), beim Stillen (löst die Milchentleerung der Drüsen aus, beruhigt und bindet), als auch beim Orgasmus (stimuliert die Paarbildung) freigesetzt wird, werden wir Frauen angenehm entspannt, beruhigt und noch mehr mit dem Kind verbunden. Oxytocin wird eine opiumähnliche Wirkung nachgesagt.

Moment der Innigkeit
Stillen ist aber nicht nur für unsere Kleinen ein Moment der Innigkeit, auch wir Mütter erfahren uns während des Stillens neu. Wir müssen uns öffnen, uns hingeben, ganz im Weiblichen sein. Mit der Milch fließt unsere Lebensenergie, mit der wir unsere Kleinen nähren. Wir geben buchstäglich alles in den Monaten des Stillens. Wir erleben Nähe pur, die wir zulassen oder zulassen lernen müssen. Für viele Mütter verlaufen die Stillanfänge beim ersten Baby mit Schwierigkeiten. Wo steht geschrieben, was uns emotional erwartet? Zuerst schmerzen die Brustwarzen, bis sie sich den neuen Anforderungen angepasst haben. Das ist ähnlich wie bei neuen Schuhen, die schmerzen, bis sie eingetragen sind. (Doch die Milch lindert auch Entzündungen, so ist das beste Mittel gegen wunde Brust, weiter zu stillen und etwas Milch auf den Brustwarzen eintrocknen zu lassen.)

Danach spüren wir bei jedem Anlegen (mal stärker, mal schwächer), dass unsere Schamlippen auf das Hormon Oxytocin reagieren. Obwohl nicht wirklich so erregt wie beim Liebesakt, so spüren wir doch eindeutig Erregungsmerkmale. Wenn man fürchtet, „nicht normal" zu sein, bespricht man das nicht mit Freundinnen oder Stillberaterinnen, schämt sich vielleicht sogar und gibt das Stillen auf.
Dabei ist dieses Wohlgefühl von der Natur gewollt und soll dazu beitragen, dass wir die langen Monate des Stillens auch auf uns nehmen. Dies erklärt auch, dass viele Frauen während der Stillzeit kein Bedürfnis auf Sexualität haben, weil sie sowieso satt oxytocingeschwängert sind.
Für die Väter ist die Zeit des Stillens auch eine Herausforderung. Sie müssen zurückstecken, bekommen nicht mehr so viel Aufmerksamkeit, wie sie es gewohnt waren. Sie können nur zuschauen und die innigen Momente zwischen den beiden geliebten Menschen genießen. Wer hier aus der Kindheit Verletzungen mitgebracht hat, hat in diesen Monaten die Möglichkeit

sie zu heilen. Und erkennen, dass Stillen nur einen kleinen Teil der Babypflege ausmacht. Viele innige Momente sind auch beim Baden, Wickeln oder Schmusen möglich ...

Wachstum von Körper und Seele
Wenn wir Eltern über all diese Vorgänge Bescheid wissen, dann fällt es uns leichter, sie zu leben und zu genießen. Mütter akzeptieren das Stillen besser, Väter die eventuelle sexuelle Abstinenz, das scheinbare „Ausgeschlossensein". Es dauert sowieso nicht ewig. Kaum hat man sich eingelebt, schon ändert sich alles, unser Kind interessiert sich für die erste feste Nahrung, stillt sich ab, geht in den Kindergarten, die Schule ...
Bei meinen ersten beiden Kindern (Abstand 17 Monate), hatte ich weder Zeit noch Einstellung, sie richtig zu genießen. Im Rückblick waren die Jahre des Stillens und der innigen Zweisamkeit sehr rasch vorbei. Jetzt bei meinem dritten Baby, genieße ich das „Jahr" viel mehr und nehme die Einzelheiten bewusster wahr. So erkenne ich, dass das Jahr des Stillens dem Wachstum von Körper und Seele gewidmet ist, für Mutter, Vater und Kind.

Ernährung nach der TCM während des Stillens
Die TCM klassifiziert Nahrungsmittel unter anderem auch nach Temperaturverhalten, Thermik" genannt, des Nahrungsmittels im Körper. Was im Sommer reif ist, kühlt uns bei sommerlicher Hitze, was im Winter „reift" wärmt uns. (Das im Winter kein Obst und Gemüse reif wird, sollte uns schon zu denken geben...) Essen wir also jetzt im Winter Sommergemüse und –Obst, dann werden wir herrlich gekühlt von innen heraus. Wen wundert es, wenn wir nicht nur ständig frieren, sondern auch verkühlt sind.

Die Muttermilch bekommt die Thermik des Essens der Mutter. Ernährt sich die Mutter mit wärmenden Suppen, Wurzelgemüse, Speisen aus dem Backrohr, Kompotten, etc., dann wärmt die Milch das Baby mehr und es wird auch weniger Blähungen haben, als wenn die Mutter rohes Obst, Salat und kalte Imbisse zu sich nimmt.

Das Organ, das laut der TCM für die Milchproduktion zuständig ist, ist die Milz. In der Chin. Medizin sagt man, dass die Muttermilch „weißes" Blut ist, das statt zum Herzen, zu den Milchdrüsen reist. Die Milz hat es gerne trocken und warm. Kälte und Feuchtigkeit ermüden sie sehr. Daher ist es auch für den Energiehaushalt der Mutter positiv, wenn sie warme Speisen, dicke Suppen, Aufläufe, Eintöpfe, Kompotte, etc. isst. Die warmen Speisen halten warm und geben Energie, die wir Mütter sowieso immer gut brauchen können!

> Mehr über die Ernährung der „Mitte" (Milz und Magen sowie Verdauung) nach der TCM können Sie auch in meinem Buch „Ernährung nach den 5 Elementen für Einsteiger" im Kapitel „Unser Verdauungsfeuer und seine Aufgaben" lesen, sowie aus dem Anhang einfache, rasch zubereitete und köstliche Rezepte nachkochen.

Palast des Kindes

Als „Palast des Kindes" wird in der TCM unsere Gebärmutter genannt. Dabei sieht man in der Chinesischen Medizin allerdings nicht nur das Organ an sich, sondern den Komplex an Gebärmutter, Gebärmutterhals, Eierstöcken und den Eileitern.
Der „Palast des Kindes" ist der stärkste Muskel des weiblichen Körpers und hat die Aufgabe der Aufnahme, des Transports und der „Ausscheidung".

Der blumige Name „Palast des Kindes" für „Gebärmutter" lässt und schon erahnen, wie wertvoll für die Chinesische Medizin die Gebärmutter ist. Dazu werden aber auch Gebärmutterhals, Eierstöcken und Eileitern gezählt, deren Aufgabe das Aufnehmen, das Transportieren und Ausscheiden ist.

Unter „Aufnehmen" verstehen wir aber nicht nur das Aufnehmen des Samens, auch energetisch nimmt die Gebärmutter ständig auf. Negative Gefühle des Partner während der sexuellen Vereinigung, wenn er sie als „Spannungsabbau" verwendet, schlechte Nachrichten – wir haben zwar gelernt und zu öffnen, wie wir uns energetisch aber wieder verschließen können, das braucht Übung.

Energetische Übung
(aus dem Buch „Das Tao der Frau" von Maitreyi D. Piontek)

Den Palast reinigen und vergolden
Setzen Sie sich hin und schließen Sie die Augen. Legen Sie die Hände sanft auf die Gebärmutter.
Atmen Sie tief und sanft, und spüren, hören und schauen Sie in Ihre Gebärmutter hinein, bis Sie ein Gefühl dafür entwickeln, wie es Ihrem Uterus geht.
Dann lächeln Sie in die Gebärmutter hinein.
Nun atmen Sie tief ein, füllen den Uterus mit Licht und Qi, damit genügend Energie vorhanden ist, um alles Dunkle, Belastende und alten Schmerz mit der Ausatmung durch die Beine in die Erde abzuleiten.

Menstruationsblut sowie Embryo werden von der Gebärmutter zuerst „transportiert", später dann „ausgeschieden". Da das „Ausscheiden des Kindes" viel Kraft benötigt, ist die Gebärmutter auch der kräftigste Muskel im Körper einer Frau.
Wie viel Kraft uns während einer Geburt zur Verfügung steht, erkennen wir Frauen erst während einer solchen. Wo wir Grenzen vermutet haben, werden erkennen wir, dass diese sich viel weiter ausdehnen lassen, als wir es je zu wagen gehofft haben.

Das „Ausscheiden" des Menstruationsblutes ist auch eine Art der Reinigung, hier wird viel energetischer „Müll" ausgeschieden. Auch Spannungen, die aus

Unzufriedenheit in manchen Bereichen des Leben herrühren (frau nimmt sich immer zurück, frau sorgt immer nur für andere, eigene Bedürfnisse bleiben immer auf der Strecke ...) , können abgebaut werden. Viele Frauen fühlen sich auch mit dem Eintreten der Menstruation erleichtert.

Aus diesem Grund möge frau nach dem Wechsel besonders darauf achten, sich energetisch „zu verschließen" sowie auf ihre waren Wünsche zu achten, damit sich keine Spannungen aufbauen, da die monatliche Reinigung nicht mehr stattfindet.

Nach einer Schwangerschaft reinigt sich die Gebärmutter durch den sogenannten „Wochenfluss", der ähnlich einer verlängerten Menstruation ist und ca. 2 Wochen Blutfluss dauert.
Dauert der Blutfluss länger, dann schließt die TCM auf ein energetisches Ungleichgewicht. Auch hier helfen Akupunktur oder chinesische Kräuterrezepturen von einem erfahrenen TCM-Arzt ausgeübt und verschrieben.

Die Energie in der Gebärmutter
Damit die Gebärmutter ihren Aufgaben von Menstruation, Empfängnis und Schwangerschaft ohne Probleme nachkommen kann, braucht sie ausreichend Energie und Blut.
Energie bekommt sie nach der TCM von unserem „Lebensenergiespeicher" der Niere, mit Blut wird sie von Herz, Leber und Milz versorgt.

Wenn die TCM bestimmte Organe per Namen nennt, dann ist hier nicht ausschließlich das Organ selbst gemeint, wie es die westliche Medizin kennt, es ist viel mehr auch der energetische Bereich des Organs sowie auch die dazugehörigen Meridiane (Energieleitungen).

Lebensenergie Qi und Blut hängen sehr stark voneinander ab. Eigentlich ist Blut auch eine Art Lebensenergie – eben eine sehr dichte. Qi ist feinstofflicher und unsichtbar – es ist die Yang-Qualität, die Wärme und die Bewegung. Blut ist dichter und sichtbar – es ist die Yin-Qualität, die Kühle und die Ruhe.

Die Lebensenergie Qi bewegt das Blut. Gibt es zuwenig Qi im Körper, dann „stockt" das Blut. Es fehlt Wärme und Bewegung. Das ist einer der Gründe nach der TCM für Menstruations- und Schwangerschaftsbeschwerden.

Blut nährt aber das Qi, es hindert diesen feinstofflichen Anteil daran, einfach „davon zu schweben" bzw. sich aufzulösen (Wärme steigt immer nach oben). Gibt es zuwenig Blut im Körper, dann ist das ein weiterer Grund nach der TCM für Menstruations-, Schwangerschafts- und Wechselbeschwerden. Hier fehlt sozusagen die Kühlfunktion des Blutes, Teile unseres Körpers „laufen heiß" (spontanes Schwitzen, Hitzegefühle am Nachmittag oder in der Nacht, Unruhegefühle, Schlafstörungen..).

Störungen im Energiefluss
In erster Linie gilt, jede Art von Störung von einem Facharzt abklären zu lassen!

Gibt es Störungen im Energiefluss der Lebensenergie mit Sitz in der Niere, dann kommt es nach der TCM unter anderem zu unregelmäßigen Zyklen, ausbleibender Menstruation, Unfruchtbarkeit oder Abort.

Kommt es zu einem Ungleichgewicht im Bereich des Blutes, dann kann es nach der TCM unter anderem zu übermäßigem Menstruationsfluss, zu spärlicher oder schmerzhafter Menstruation führen. Aber auch Klumpen im Menstruationsblut oder Unregelmäßigkeiten im Ablauf können Anzeichen von energetischen Störungen im Bereich des Blutes sein.

Eine weitere Verbindung gibt es zwischen Magen und Gebärmutter. Gibt es ein energetisches Ungleichgewicht in der Gebärmutter, kann sich das auch im Magen bemerkbar machen.
Bekannt während der ersten Monate einer Schwangerschaft, kann sich dieses Ungleichgewicht aber auch während der Menstruation, der Geburt oder der gesamten Schwangerschaft durch Übelkeit und Erbrechen bemerkbar machen.
In diesem Fall hilft Akupunktur von einem erfahrenen TCM-Arzt ausgeführt, rasch und effizient.

Prämentruelles Syndrom (PMS)
Autorin und langjährige Lehrerin der TCM Manuela Heider de Jahnsen schreibt in ihrem neuen Buch „Das große Handbuch der Chinesischen Ernährungslehre" (siehe Buchtipps) über das PMS:
„Über viele Jahre habe ich überlegt, ob es sich hier tatsächlich um ein individuelles Syndrom oder eher um ein gesellschaftliches Syndrom handelt, bei dem berechtigte Wünsche der Frauen nach Veränderungen als ein Krankheitsbild zusammengefasst werden ...
Es ging nicht darum, den Frauen Symptome „wegzunehmen". In vielen Fällen warteten sie förmlich darauf, in dieser Phase genügend Kraft zu verspüren, um sich gegen bestimmte Bedingungen zu Hause oder am Arbeitsplatz zur Wehr zu setzen. Häufig endeten solche Phasen in heftigen Auseinandersetzungen, die manchmal auch eine Trennung mit sich brachte.
Bei dieser Ausprägung, die begleitet war von Schwellungen der Brüste, Aufgedunsensein und Stimmungsschwankungen, ging ich (aufgrund der Diagnose) von einer Stagnation des LeberQi's („Verknotung" des Qi und damit „Staut es sich) aus ...
Hier ging es primär darum, nicht die Ausbrüche „weg zu therapieren", sondern den Fluss des Qi über den ganzen Zyklus hinweg zu harmonisieren. Wenn der Qi-Fluss über drei Wochen eingeschnürt wird, weil sich keine Übereinstimmung zwischen dem Leben der Frau und ihrer Entfaltung herstellen lässt, platzt sie förmlich in der vierten Woche aus ihrem Korsett heraus ..."

Einfluss der TCM-Ernährung

Die TCM-Ernährung wirkt nun nicht direkt auf die Gebärmutter, sie wirkt indirekt auf den Aufbau von Qi und Blut. Mit der richtigen Ernährung wird die Basis aufgebaut, Qi vermehrt sich und Blut kann wieder fließen, bzw. Blut vermehrt sich und hält das Qi besser.

Bei der TCM kommt es immer auf die individuellen Ursachen an, daher gibt es bei TCM-Arzt oder TCM-Ernährungsberaterin immer eine ausführliche Diagnose nach der TCM. Das ist meist eine ausführliche Befragung, TCM-Zungen- und TCM-Pulsdiagnose. Manche Ärzte arbeiten auch mit Irisdiagnose.

Tao – Lebensphilosophie

Das Tao (Teil 1)

Sich näher mit den taoistischen Lehren zu beschäftigen bedeutet, sich näher mit sich selber zu beschäftigen und sein Leben in die eigenen Hände zu nehmen. Dadurch stehen wir auf ‚du und du' mit der Mutter Natur, unserer Erde. Ganzheitliche Gesundheit, innere Stärke und geistige Wachheit sind die wichtigsten Ziele.

Über das Tao entdecken wir seine wunderbaren Kräfte, wir werden unsere eigenen Meister, nehmen unser Schicksal selbst in die Hand und finden heraus, wer wir wirklich sind. Dabei stehen uns alle Götter, die Unsterblichen, die Wesen und Heiligen als Lehrer und Ratgeber zur Seite.

Tao ist keine Religion und braucht weder Zeremonien noch Initiationsriten. Tao geht weit über religiöse Glauben hinaus und ist eigentlich nur das gemeinsame Ziel aller Religionen.

Die taoistische Lehre liefert über die Wahrheit des Universums direkt Erklärungen ohne Emotionen, Gedanken oder Überzeugungen dazwischen zu schalten. Zweifel und endloses Suchen gibt es daher bei den Schülern des Taoismus nicht.

Was bedeutet ‚Tao'?

Tao bedeutet ‚der Weg', der Natur und des Universums oder auch der Weg, den wir gehen müssen, um unseren Geist für das zu öffnen, was es über die Welt, unseren spirituellen Weg und uns selbst zu lernen gibt.

Der Taoismus ist keine geistige Philosophie, sondern ein sehr praktisches System für die Entwicklung von, Körper, Geist und Seele. Es hilft uns mit einem Wissen und seiner Weisheit, im Leben die richtigen Entscheidungen zu treffen. Praktische Disziplinen des Tao können Energie spenden und gleichzeitig unser tiefes spirituelles Potenzial freisetzen. Diese Disziplinen sind hauptsächlich für Männer gedacht, deren hoher Yang-Anteil sich nach Übungen und strikten Disziplinen sehnt. Frauen gelingt es trotz starker Bemühungen oft nicht, das selbe Ziel zu erreichen. Aus diesem Grund wurden Übungen entwickelt, die dem Yin der Frauen entsprechen.

Geschichte:

Der Weise Laotse, der im 6. Jahrhundert v. Chr. gelebt hat, war der uns bekannte ‚Gründer' der taoistischen Lehren. Als zweiter wichtiger Name ist der Mystiker Tschuang-Tse bekannt, der 369-286 v. Chr. gelebt hat. Sie entwickelten ein System, das unter anderem Grundregeln zur Essenzbereitung, der Körperkultur, des Heilens, der Sexualität umfasst, die sogenannte ‚Wissenschaft vom Leben'. Die Taoisten, großteils Männer, konnten sich ihr Leben lang um ihre geistige Entwicklung kümmern, da für ihr leibliches Wohl von Frauen gesorgt wurde. Frauen wurden damals nur sehr selten in den Lehren unterrichtet. Man vermutet aber, dass es ein eigenes Tao für Frauen gab, dieses jedoch nur mündlich überliefert wurde, sodass man heute wenig darüber weiß. Seit damals beschäftigen sich viele Millionen Menschen mit den taoistischen Lehren – dem Taoismus.

Die Wissenschaft vom Leben:
Über die Jahrhunderte konnten die Taoisten durch Natur- und
Menschenbeobachtungen erkennen: Alles in der Welt unterliegt den selben
Gesetzmäßigkeiten. Und: Alles ist mit allem verbunden.
Der Mensch ist Teil des Kosmos und der Kosmos im Menschen. Himmel,
Erde, Sonne, Mond und Sterne, Holz, Feuer, Metall und Wasser, Tiere und
Pflanzen sind Teile des Kosmos. Natürliche Abläufe im Kosmos (z. B. Tag-
und Nachtrhythmus, Jahreszeitenwechsel ...) beeinflussen den Menschen.
Denn der Mensch ist die Verbindung von Himmel und Erde. (Der selbe
Gedanke findet sich auch im Schamanismus.)
Aufgrund dieser Erkenntnisse werden im Taoismus auch alle
Lebensbereiche des Menschen miteinbezogen und haben den gleichen
ganzheitlichen Ansatz: Heilkunde, Astrologie, Feng Shui, I Ging, Akupunktur,
Meridianlehre, Yin und Yang, Tai Chi, Qi Gong, 5 Elemente Ernährung,
taoistische Energiearbeit und taoistische Sexualkunde.

Ziele des Tao:
Die taoistische Lehre spricht davon, dass alles im Leben irgend einem Teil in
uns als Nahrung dienen kann, wenn wir nur wissen, welchem. Über die
Praktiken des Tao gelangen wir in einen Zustand der Erkenntnis, in dem wir
auf natürliche Weise materielle, mentale und spirituelle Nahrung erschließen
können.

**Im Buch von Mantak Chia ‚Gesundheit, Vitalität und langes
Leben' stehen folgende drei Hauptziele der taoistischen
Praktiken:**
Durch das Entwickeln von Mitgefühl und einem ganzheitlichen
Wesen lernen wir, uns selber zu heilen und zu lieben.
Uns stehen durch die Kräfte der Natur, des Himmels und der Erde so
viel Energie zu Verfügung, dass wir auch andere Menschen heilen
und lieben können.
Wir entdecken die Urquelle in uns und bringen sie zur Entfaltung.

Laut den alten Tao-Meistern gilt es als höchstes Ziel, sich nach dem Tod
bewusst für die Freiheit zu entscheiden. Durch gewisse Übungen soll es
gelingen, die leidvolle Todeserfahrung zu umgehen und sich noch ehe dieses
Lebens abgeschlossen ist, das Nächste zu bestimmen.

Grundsätzlich hat jedes Tao seine eigenen Ziele. Für alle gemeinsam gilt:
ganzheitliche Gesundheit, innere Stärke und geistige Wachheit.

Das Tao der Frau und der weiblichen Sexualität (Teil2)

Das Thema Sexualität ist so ausgelaugt wie ein Alter Kondom – wie spannend liest es sich dann, was Sexualität im Tao bedeutet. Da geht es nämlich gar nicht mehr darum, wer besser und öfter kann. Da geht es um spirituelle Verbindung, um Energie, Liebe und Begegnung.
Lesen Sie also diesen Teil der Serie über das Tao der weiblichen Sexualität und das der Frau. Und wenn es Ihnen dabei wie mir geht, dann werden Sie häufig sagen: „Na eben ..."

In der früheren chinesischen Kultur stand es schlecht um das Ansehen der Frau. Sie war nur für Heim und Kinder zuständig, man sprach ihr sogar eine eigene Seele ab. (Wo war das nicht so ...?) Nichts Erfreuliches also. Die praktischen Übungen des Taoismus waren fast ausschließlich von Männern für Männer konzipiert, schwierig nachzumachen und relativ starr in ihren Anweisungen.
Einige Frauen waren aber sehr wohl in die inneren Praktiken des Taoismus eingeweiht – meist Konkubinen des Kaisers. Sie wussten zahlreiche sexuelle Praktiken und Übungen, die sie dazu einsetzten, zur Erstfrau des Kaisers aufzusteigen.

Im Tao gelten das Menstruationsblut und das Sexualsekret der Frau als lebensspendende Yin-Säfte. Diese Säfte sollten den alten Taoisten zur Unsterblichkeit verhelfen. (Die Frau wurde also nur als Mittel zum Zweck benutzt ...) Darum hatte der gelbe Kaiser (ca. 2697-2575 v. Ahr), der als Urvater des Taoismus gilt, angeblich tausende Konkubinen und erlangte über deren Yin-Elixiere die Unsterblichkeit.

Wie erfrischend lesen sich daher die beiden Bücher ‚Das Tao der Frau' und ‚Das Tao der weiblichen Sexualität' von Autorin und Sexualtherapeutin Maitreyi D. Piontek. Sie beschreibt ihre Erfahrungen mit den energetischen Erlebnissen so: „Die Praktiken waren zum Teil so aufregend und heftig, dass sie mich eher aus meiner Mitte herauswarfen, als mich zu zentrieren. Bei diesen Übungen wurde nach meinem Empfinden Disziplin, Technik und Energie zu hohe Wichtigkeit eingeräumt."
Wir Frauen reagieren einfach anders. Disziplin und Technik der Männer (Yang) sind nicht unsere Art an Dinge heran zu gehen. Wir Frauen (Yin) sind intuitiver, haben vieles schon in uns, das Männer erst mühsam erreichen durch Übung müssen.

Die Antwort der Autorin auf ihre Erkenntnisse war, sich zurückzuziehen und eigene Erfahrungen zu machen, indem sie ihrer weiblichen Intuition traute. So wandelte sich ihre Arbeit langsam zum ‚weiblichen Tao', durch das Frauen rasch Zugang zu ihrer inneren Stärke und Ruhe finden und sich schon nach kurzer Zeit grundlegend ändern können.

Yin und Yang:
Das kreisrunde Zeichen mit dem halben schwarzen (dunklen) Yin und dem halben weißen (hellen) Yang kennen viele. Aber was bedeutet es genau? Das Zeichen bedeutet den immerwährenden Kreislauf in der Natur. Auf den Tag (hell) folgt die Nacht (dunkel). Auf die warme Jahreszeit (hell) folgt die Kalte (dunkel). Daher ist es auch wichtig, dass sich die beiden Halbkreise um eine scheinbare Achse im Uhrzeigersinn drehen und nicht dagegen, wie es leider immer wieder zu sehen ist.
Jeder Halbkreis hat einen schmalen Teil und einen breiten. So ist bildlich dargestellt, dass sich die eine Eigenschaft ausdehnt, während sich die andere zurückzieht. Als Beispiel die Dämmerung am Morgen und am Abend.

Und selbst während die eine Eigenschaft vorherrscht, ist die zweite Eigenschaft nicht ganz verschwunden, sie hat sich nur in einen ‚Keim' zurückgezogen. Um das zu verbildlichen ist auch ein kleiner schwarzer Punkt im weißen Teil und ein weißer Punkt im schwarzen Teil. Als Beispiel könnte man den Winter nehmen. Obwohl alles scheinbar erstarrt und leblos ist, sammelt der Keim in den Pflanzen Kraft und wartet auf ein nächstes Aufblühen.

Die Taoisten haben herausgefunden, dass sich dieses Yin-Yang-‚System' auf alle Lebensbereiche und auf die ganz Natur anwenden lässt. Auf das Leben folgt der Tod, auf den wieder ein Leben folgt und so fort. Auf die Projekt-Vorbereitungsphase und das Projekt folgen die Nacharbeit und das Ende. Auf eine stressige Phase folgt (sollte) eine Entspannungsphase folgen. Auf die Tagesarbeit sollte Schlaf folgen.

Die beiden Hälften Yin und Yang des Kreises könnte man auch mit einer Waage vergleichen. Beide Waagschalen sollten gleich viel gefüllt sein. Es ist ungünstig, wenn immer nur die eine Waagschale (z. B. viel Arbeit, wenig Ruhezeit) belastet wird.
Auch bei der Ernährung gilt es, das selbe Prinzip zu beachten. Es ist ungünstig für den Organismus, wenn man immer nur kalte Speisen zu sich nimmt, oder nur scharfe oder nur süße. Es empfiehlt sich, bei jeder Mahlzeit einen Ausgleich zu schaffen.

8 Säulen der Gesundheit:
Ein weiteres Symbol, das Pa Kua (Sie sehen es verzerrt im Titelbild) besteht aus vielen kleinen ganzen oder unterbrochenen Strichen, die zu acht Blöcken zusammengefasst sind. Diese ‚Blöcke' nennt man Trigramme (drei Striche), die jeweils für die acht Himmelsrichtungen und für acht verschiedene Qualitäten stehen. (Z. B. wird das Pa Kua auch im Feng Shui zurate gezogen oder im I Ging verwendet.)
Der Taoist Dr. Med. Stephen T. Chang hat die acht Aspekte als stützende Säulen auf ‚Einsatzgebiete' des Tao umgelegt. So gibt es nach seiner Ansicht Taos wie folgt:

Das Tao der Philosophie und Energielehre

Das Tao der Revitalisierung
Das Tao der ausgewogenen Ernährung
Das Tao der Heilkräuter
Das Tao der Heilkünste
Das Tao der sexuellen Weisheiten
Das Tao der praktischen Lebenshilfe
Das Tao der Schicksalsgestaltung

Nach dem Yinyang-Prinzip, das den Mittelpunkt der Pa Kua darstellt entsteht Gesundheit dadurch, dass wir uns gleichmäßig auf alle acht Säulen stützen. Gleichzeitig dient es uns aber auch als eine Art Kontrollliste, damit wir sehen, in welchen Bereichen wir zu wenig tun.

Grundlagen der Selbstheilung

Ehe wir einen Zustand der Selbstheilung erreichen können, müssen wir uns zentrieren lernen. Denn die wichtigste Grundlage aller taoistischen Arbeit überhaupt ist die Zentrierung. Zentrieren bedeutet, alle Einzelteile unserer Persönlichkeit, die sich unter Umständen abgespalten haben, wieder miteinander zu verbinden. Sind wir zentriert, leben wir unser Leben aus unserer Mitte heraus.

Im Buch ‚Das Tao der Frau' von Autorin und Sexualtherapeutin Maitreyi D. Piontek beschreibt sie die weibliche Art der Zentrierung, die aus vier Elementen besteht.

Zentrierungsübung:

Erdung – Reiterstand
Zentrierungsatmung
Inneres Lächeln – goldenes Licht
Die Kraft der Mitte

Bei der Erdung geht es darum, sich mit imaginären Wurzeln direkt mit der Kraft der Erde zu verbinden. Wir stellen uns leicht breitbeinig und mit leicht nach vorne gekippten Becken (ähnlich wie wenn Sie auf dem Pferd sitzen) fest auf den Boden. Es soll eine leichte nicht verkrampfte Stellung eingenommen werden. Nun lenken Sie mit Ihrer Ausatmung die Aufmerksamkeit in Ihre Füße, verwurzeln Sie sich durch Ihre Atmung mit der Erde. Die Autorin empfiehlt, sich 10 Minuten täglich für diese Übung Zeit zu nehmen. Es ist die Ausgangsposition für viele andere Übungen, z. B. um mit Naturkräften zu arbeiten und Ihren Körper aufzuladen.

Die Zentrierungsatmung ist das wichtigste Bindeglied zwischen Körper und Geist. Hierbei geht es darum, ruhig, tief, langsam und gleichmäßig zu atmen und mit der Ausatmung Kraft und Energie in die eigene Mitte zu lenken. So aktivieren wir die heilende Kraftquelle in unserer Mitte und laden sie auf.

Das innere Lächeln ist eine der wichtigsten taoistischen Transformationstechniken. Sie können es in jeder Haltung üben. Hierbei geht es darum, ein inniges, liebendes Lächeln in seinen Körper zu schicken, direkt in seine Mitte. Durch das innere Lächeln werden die Kraft der Liebe und das goldene, heilende Licht entwickelt. Es heilt alte Wunden, Traumata und psychosomatische Leiden. Mit dem inneren Lächeln reinigen und stärken Sie jede Zelle Ihres Körpers.

Bei der ‚Kraft der Liebe' geht es darum, Ihre eigene Mitte zu finden. Haben Sie sie erst gefunden, entwickeln Sie dieses Kraftzentrum und lassen Wärme entstehen. Ihre Mitte können Sie sich vorstellen wie einen Magneten, der automatisch Kraft anzieht. Durch Ihre Konzentration und Aufmerksamkeit gelingt es Ihnen, die Energie in Ihrer Mitte zu verdichten.

Die genaue Anleitung zu allen vier Übungen finden Sie im Buch ‚Das Tao der Frau' von Autorin und Sexualtherapeutin Maitreyi D. Piontek.

Weibliche Sexualität:
Das Thema Sexualität geistert durch alle Medien. Noch besser, noch länger, noch geiler – so soll er sein unser Sex. Dabei wird die Sexualität nicht nur total überbewertet, sondern auch noch falsch verstanden. Da werden Studien durchgeführt, um eine Norm zu fixieren, doch jede Norm ist die sicherste Liebestöterin überhaupt. Denn bei der Sexualität geht es hauptsächlich um Lebendigkeit, Individualität und Kreativität und um einen wesentlichen Faktor: nämlich Zeit. Zeit zu haben, sich hinzugeben. Zeit zu haben, Spontaneität zu leben. Je mehr Kinder man hat, desto schwieriger wird es, lebendigen, kreativen, spontanen und heilenden yinigen Sex zu haben.

Sexuelle Erfüllung ist ein Yin-Zustand, er wirkt nährend und heilend. Die Autorin und Sexualtherapeutin Maitreyi D. Piontek unterscheidet zwischen befriedigender Sexualität und Erfüllender. „Um erfüllte Sexualität zu leben, muss man ein einladendes Klima schaffen. Von nichts kommt nämlich nichts. Je mehr Zeit und Energie in die Sexualität investiert wird, desto mehr wird möglich.", schreib sie.

Und:" Erfüllte Sexualität werden wir nicht erreichen, wenn wir schnell man zwischen ‚Tagesschau und Krimi einen orgastischen Höhenflug erleben'."

Sexualität hat außerdem viel mit Macht zu tun. Die Autorin meint, dass es noch viel Zeit brauchen wird, bis sich das sexuelle Bewusstsein und das Verhalten der Menschheit entwickelt. Sie schreibt: „Denn durch den bewussten Umgang mit der Sexualität wird es möglich, Unabhängigkeit, Intelligenz und Kraft zu entwickeln. Dies blieb verschiedenen Kulturen und Religionen nicht verborgen. Speziell Frauen wurde und wird der natürliche Zugang zu ihrer Kraft versperrt, um die Frau so besser unter Kontrolle zu haben. Die Unterdrückung der Sexualkraft mit allen Mitteln – Gesetzen, Moral und Religion – erhält Machtstrukturen. Nicht zuletzt geraten Frauen durch ihre Mutterrolle in finanzielle und emotionale Abhängigkeiten und erleben ein Energiedefizit.

Ein unnatürlicher und undifferenzierter Umgang mit der Sexualität lässt die menschliche Intelligenz verkümmern. Sexuelle Weisheiten wurden traditionell nur unter strengster Geheimhaltung an Auserwählte weitergegeben, nicht nur in China. Auch die europäischen Hexen, Alchemisten und Magier wussten die Kräfte der Sexualität zu nutzen. Dem Normalsterblichen blieb diese Welt vorenthalten und verborgen ...

... Das Kollektiv der Menschheit muss mit neuen Informationen gespeist werden; wir brauchen mehr Klarheit und Transparenz in der Sexualität und dafür bedarf es der unermüdlichen Bemühung jedes einzelnen."

Das Tao der Liebe und Sexualität (Teil 3)

Der dritte Teil unserer Tao-Serie führt uns nun zu Themen der Liebe und der Sexualität, wie Taoisten sie sehen. Das Tao der Sexualität – Dr. Med. Stephen T. Chang schreibt in seinem gleichnamigen Buch darüber folgendes: „Die Erforschung und Praxis des sexuellen Verhaltens in Übereinstimmung mit den Prinzipien des Taoismus – ist ein Teil der lebendigen Philosophie des Taoismus."
Die Taoisten beobachteten also die Vorgänge der Fortpflanzung und entdeckten dabei, dass die Geschlechtsdrüsen des Menschen über göttliche Macht verfügen, Lebens zu erschaffen und zu gestalten. Sie erkannten alsbald, dass die Geschlechtsdrüsen als Quelle der Lebenskraft für den Körper genutzt werden können und erschufen darauf hin Methoden und Techniken, die Energie, die der Körper für die Erschaffung von Ei- und Samenzelle verwendete, wieder in den Körper zurückzuführen.

Das Tao der Sexualität
Viele Religionen unterdrücken die sexuelle Aktivität zugunsten der geistigen Entwicklung, doch seinen Geschlechtstrieb zu unterdrücken führt zu Frustration. Der Taoismus löste das Dilemma, in dem er den Geschlechtstrieb in den Dienst der geistigen Entwicklung stellt. Geübten Taoisten schenken die Sexualtechniken des Taos direkte, spürbare Gotteserfahrung. Wenn wahre Liebe miteinander geteilt, gegeben und empfangen wird, erfahren zwei Menschen das Wesen Gottes. Liebe erfahren heißt Gott erfahren.
Dr. med. Stephen T. Chang geht in seinem Buch auch auf die Pflege und Gesunderhaltung des Körpers ein, denn spirituelle Sexualität gelingt nur mit einem gesunden Körper. So wie übermäßige Ejakulation für den Mann als energieraubend beschrieben wird, wird für die Frau der Orgasmus als energieraubend beschrieben, der sich nicht in neun Stufen langsam aufbaut und den der Autor als den ‚vollkommenen Orgasmus' beschreibt. Jede dieser neun Stufen stimuliert und füllen andere Organe im Körper mit Energie auf. Ein solcher Orgasmus erfüllt Frauen mit Energie, während das in vielen Ratgeberbüchern beschriebene Liebesspiel, das in einem ‚gemeinsamen Kommen' gipfeln soll, als kräfteraubend für die Frau gilt.

Dr. med. Stephen T. Chang schreibt: „Diese Handbücher sind meist von Männer verfasst, die davon ausgehen, dass Frauen sexuelle Befriedigung auf die gleiche Weise erleben wie Männer: aufsteigen, Gipfel erreichen und steil abfallen, bei Frauen eben etwas langsamer. Doch das stimmt alles nicht
...
...doch es gibt höhere Ebenen von Glück und Harmonie, und die warten auf diejenigen, die das Tao der Liebeskunst ausüben."

Männern wird empfohlen den ‚ejakulationsfreien' Orgasmus zu trainieren, denn dieser ermöglicht dem Mann öfter den Höhepunkt zu erreichen, als mit Ejakulation. Als weiterer Punkt beschreibt Dr. Med. Stephen T. Chang auch, dass bei diesem Weg die Prostata nicht übermäßig lange in gedehntem Zustand gehalten wird und so Prostataerkrankungen vorgebeugt werden können. Übungen, um den ejakulationsfreien Orgasmus' zu erlernen findet man im Buch, sie bedürfen allerdings einiger Disziplin.

Das Tao der Liebe
Viele Menschen sind enttäuscht von der Liebe und Beziehungen, sie haben sich zurückgezogen und ziehen ein Leben als Singel dem einer Beziehung vor. Oder wechseln ihre Partner so rasch, dass sich das ,auf den anderen einlassen' gar nicht erst ergibt. Viele andere geben sich mit halbwegs funktionierenden Beziehungen zufrieden. Über das Tao der Liebe soll es zwei Menschen wieder gelingen, die göttliche Liebe zwischen sich aufkeimen zu lassen und zu leben. Eine Beziehung nach den Grundsätzen des Taos erfordert viel Mut und auch Bereitschaft beider Partner, alles immer wieder anzuschauen, was der Liebe im Weg steht. Das ist eine sehr intensive Arbeit an sich selber. In ihrem Buch ,Das Tao der Liebe' beschreibt das Autorenpaar Amir und Samira Ahler eine Tao-Beziehung so: „In einer Tao-Beziehung ist dein Partner der Spiegel, in dem du dich erkennen kannst."

Aus taoistischer Weltsicht geht es primär um Loslassen. Durch das Beenden jeglicher Anstrengung und Bemühung, durch das Aufgeben von eigenem ,Wollen' und ,Tun' wird es möglich, in tiefem Einklang mit sich selber und dem Leben zu fließen. Dann kann das Geschenk des Lebens mit offenen Händen und leichtem Herzen angenommen werden.

Die 7 Tao-Prinzipien für erfüllte Beziehungen
Folgende Prinzipien erklärt uns das Autorenpaar Amir und Samira Ahler in seinem Buch ,Das Tao der Liebe':
> Prinzip des Nicht-Tuns
> Prinzip der Kapitulation
> Prinzip des offenen Herzens
> Prinzip der gegenwärtigen Liebe
> Prinzip der Natürlichkeit
> Prinzip des Nicht-Wollens
> Prinzip des Yin-Yang

In Folge beschreiben sie diese sieben Prinzipien und stellen auch 82 Texte zur Verfügung, durch die man, sofern beide Partner an sich selbst und der Beziehung arbeiten, eine erfüllte Beziehung erlangen kann.

Das heilende Tao (4)

Vielen alten Heilweisen liegt ein ganz bestimmtes Betrachten der Welt zugrunde. Es zielt darauf ab, die Zusammenhänge der Dinge zu erkennen, Zusammenhänge und Wechselwirkungen. So gelingt es, verschiedene Ebenen von Mensch und Natur gleichzeitig zu beachten und alle drei Ebenen zu harmonisieren. Die drei Ebenen sind die geistige, die seelische und die materielle Ebene.

In der Philosophie des Taos sind Mensch und Natur nicht voneinander getrennt. „Es ist eine bestimmte Art von Weltanschauung, in der Philosophie und Religion, Psychologie und Medizin, Lebensweisheit und Lebensführung Hand in Hand gehen und in der ein ganzheitliches Verständnis von Mensch und Umwelt, Gesundheit und Krankheit, Körper und Geist existiert." schreibt Achim Eckert in seinem Buch ‚Das heilende Tao'. Was das ‚heilende Tao' uns letztendlich bringen kann, lesen Sie in seinem Buch und ansatzweise auch in diesem Artikel.

Im Kreislauf der Elemente
Ganz zu ‚Anbeginn' der Zeit gewannen die alten Taoisten Erkenntnisse über die Natur und den Menschen, einfach, in dem sie dieselben beobachteten. Sie erkannten am immer wieder kehrenden Ablauf der Jahreszeiten bestimmte Muster, die sie auch im Leben eines Menschen wiederentdeckten. Aber nicht nur im Leben, sondern auch in allen Vorgängen um den Menschen (bzw. alle Lebewesen, Klima, Sterne, Pflanzen, Gesteinsschichten, einzelne Sinne, Organe und Gewebe, ebenso wie Gefühle und geistige Fähigkeiten.)

Sie teilten die Abläufe in der Natur in fünf Phasen, die sie ‚5 Elemente' nannten: Holz, Feuer, Erde, Metall und Wasser, die jedes einzelne das Nächste nährt. Holz nährt das Feuer, das so brennen kann. Aus dem Feuer wird Asche, die die Erde nährt, aus der Erde stammt das Metall, das wiederum von ihr genährt wird. Metall nährt das Wasser und reichert es damit an. Und Wasser – nun schließt sich der Kreis – nährt das Holz, das wachsen kann.

Für den Frühling stand die Phase des **grünen ‚Holzes'** – im Frühling sprieß alles, neue Kraft schießt in die Bäume, die Natur expandiert in neue Blätter, Äste, Zweige und Stämme. So ist dem Element des Holzes auch die Zeit der Kindheit zugeordnet, in dem alles wächst und vor neuen Ideen nur so sprüht. Das Element des Holzes erkennt man aber auch an der Tageszeit – in der Früh geht die Sonne auf, am monatlichen Zyklus der Frau oder gar im Management. (Diesbezüglich lesen Sie bitte in der nächsten Ausgabe der Virtuellen ‚Das Tao des Managements'.)

Der Sommer – das **rote Feuerelement** steht gleich mit der Pubertät, der Jungend des Menschen. Gleich aber auch der Mittag oder die Phase des

Eisprungs im Zyklus der Frau. Diese Phase ist gekennzeichnet von Kommunikation, dem 'nach Außen gehen' und der großen Hitze.

Im Spätsommer – dem **gelben Erdelement** – ist die Zeit der Ernte gekommen, so erleben wir auch die Zeit des 'erwachsen' seins – wir ernten, von den (Er-) Kenntnissen, die wir uns in den Jahren davor angeeignet haben. Und wir werden unter Umständen Eltern. Es ist auch die Zeit des frühe Nachmittags. Die Zeit der Schwanger- und Mutterschaft. Ein gewisses Innehalten und In-sich-Gehen nach der heißen Phase.

Rückzug der Säfte zeichnet den Herbst – das **weiße Element des Metalls** ist gekennzeichnet vom 'nach innen schauen' und auf das vergangene Leben zurückzublicken, um zu entscheiden, was man schon gemacht hat und was man noch tun möchte. Es ist auch die Zeit des frühen Abends, die Zeit der Trennung, um Altes wegzugeben und Platz für Neues zu schaffen. Im Zyklus der Frau bereitet sich der Körper auf die Menstruation vor.

Der Winter – das **dunkelblaue, fast schwarze Element des Wassers** – ist die Zeit und alle Aktivität scheinbar zum Stillstand gekommen. Doch nur scheinbar ist diese Zeit totenähnlich. Wie wir vor zwei Monaten aus dem Yin und Yang wissen, gibt es in der Natur niemals nur einen Pol (hier Ruhe) – unbemerkt bereitet sich die Natur schon auf ein neues Blühen vor. Die Phase ist im Menschenalter das Greisenalter, wo man Abschied nimmt von dieser Welt und sich auf einen neuen Zyklus vorbereitet. Da im Tao die Philosophie der Wiedergeburt gelebt wird, schließ sich mit dem Tod in diesem Leben unser Kreis und beginnt erneut mit einem neuen Leben.

Die Elemente und ihre Organe
Weitere Beobachtungen brachten die Taoisten dazu, jedem Element ein Organpaar zuzuordnen, hier halfen ihnen auch die Eigenschaften des jeweiligen Elements. Und auch hier nähren jeweils ein Organpaar das nächste.

Dem **Holz werden die Organe Leber und Gallenblase** zugeordnet. Die Leber ist die kreative Kraft, die unser Wachstum bewirkt, sie entwickelt die Vision und den Plan. Jeder neue Plan erweitert unseren Horizont, birgt aber auch ein Risiko. Daran wachsen wir.
Die Entscheidung darüber, was gemacht wird und was nicht, trifft die Gallenblase. Sie ist es auch die uns dabei hilft, uns mit unseren Bedürfnissen in der Außenwelt durchzusetzen.
Beide Organe arbeiten eng zusammen, denn ohne sinnvolles Konzept sind Entscheidungen nutzlos.
Die Kräfte des Holzelements können stark gestört werden, wenn wir unseren Lebensraum nicht genügend ausbreiten können, wenn keine Zeit und kein Raum ist für unsere Ideen und Visionen, uns Entscheidungen ständig aus der Hand genommen werden. Dies gilt natürlich für alle Menschen, aber ganz besonders für Kinder.

Herz und Herzhülle, Dünndarm und der sogenannte **Dreifacherwärmer** gehören zum Element des **Feuers**. Das Herz gilt als ‚Herrscher über alle Organe', es ist der Sitz des Fühlens und Denkens, unseres gesamten Bewusstseins. Die Herzhülle ist der Leibwächter des Herzens, er beschützt seinen Herren. Die Herzhülle zeigt sich in der Fähigkeit zu geben, und Beschwerden, Klagen, Kritik und Liebe von anderen annehmen zu können. Mensch mit starker Herzhülle sind herzlich und warmherzig.

Der Dünndarm sorgt dafür, dass Nahrung ins Blut aufgenommen werden kann, auf der geistigen Ebene sorgt er dafür, dass neue Ideen abgewogen und Stimmiges ins Bewusstsein eingegliedert wird. Eine Schwäche zeigt sich dadurch, wenn der Mensch Überzeugungen und Glaubenssätze von Anderen einfach übernimmt.

Der Dreifacherwärmer gilt als wichtigste Funktion im Körper, dennoch gibt es hier kein klares Organ. Er beschütz alle Organe, achtet auf den Energiestatus und über die Herstellung der unterschiedlichen Qi-Arten und dass sie im Körper richtig verteilt werden.

Das **Erdelement** ist das wichtigste Element überhaupt, es stabilisiert, nährt und zentriert uns. Die zugeordneten Organe sind **Magen und Milz/Bauchspeicheldrüse**. Der Magen nimmt die Nahrung (und auch Informationen, Neues ...) auf und ‚verdaut' es. In uralten Schriften liest man, wie wichtig der Magen ist. Damals waren die Ärzte der Auffassung, dass: ‚Wenn der Magen noch arbeitet, dann ist auch für den Menschen noch Hoffnung.'

Die Milz/Bauchspeicheldrüse sorgt für eine Vielzahl an Abläufen im Körper, ihre geistigen Fähigkeiten sind die Konzentration, das logische Denken, das Nachdenken und das ‚sich sorgen'.

Unser westlicher Lebensrhythmus ist nicht gerade darauf ausgerichtet, das Erdelement in uns zu stärken. Wichtig dafür wären, regelmäßige Abläufe von Mahlzeiten und Schlafenszeiten, Rituale und gemeinsame Unternehmungen. Gut ist es auch, die Mitte der Wohnung zu schmücken, den Esstisch festlich zu decken, Erwachsenen sowie Kindern eine stabile Basis zu geben. Das Erdelement ist das Element, das bei Kindern noch schwach ausgebildet ist, darum ist es gerade bei Kindern so wichtig, Rituale und Regelmäßigkeiten einzuführen. Bezüglich der Ernährung lesen Sie bitte Themen der Ernährungsberatung Laspas oder besuchen Sie meinen Workshop ‚Abnehmen mit der TCM', hierbei geht es vor allem um unser Erdelement.

Lunge und Dickdarm sowie das Gewebe der **Haut** sind dem **Metallelement** zugeordnet, sie sind für Aufnehmen und Abgeben von Energie zuständig. Störungen im Metallelement machen sich zum Beispiel bemerkbar, wenn ein Mensch nichts weggeben kann, seinen Dachboden, Keller oder Kasten übervoll hat. Das Gefühl des Metallelementes ist die Traurigkeit, die uns erfüllt, wenn wir Abschied nehmen müssen. Abschied muss aber sein, wenn wir Neues ins Leben lassen möchten. Nur wenn wir loslassen, kann Raum entstehen, in dem das Alte sterben und das Neue geboren werden kann. Ein Abschied, ohne das Vertrauen zu verlieren.

Dem **Wasserelement** hat man die Organe **Niere und Blase** zugeordnet. Die Nieren sind der Hüter unserer Ursprungsenergie – der Energie, die wir nach der Philosophie des Taos von unseren Eltern bei unserer Zeugung mitbekommen haben. Man ist der Ansicht, dass die Niere der Sitz der genetischen Konstitution ist, zuständig für Knochen, Zähne und ‚Mark', das man am besten mit ‚Gehirn' übersetzt. Ihr Gefühl ist die Angst. Das die Ursprungsenergie im Laufe eines Menschenlebens abnimmt ist ganz natürlich, ihr Versiegen entspricht unserem Tod.

Die Blase nimmt den unreinen Anteil der Flüssigkeiten und scheidet die aus. Die ihr zugeordneten Gefühle sind Eifersucht, Misstrauen und Missgunst.

Wenn wir der Kraft des Wassers folgen, werden wir innerlich still und der Spiegel unserer Seele glatt. Langsam öffnet sich dann die Welt der Träume, das Reich des Schlafes und unseres Unbewussten. Das Wasser ist das Element der Meditation. Im Wasserelement stoßen wir auf das Untrennbare, auf das Tao.

Die Pflege der Elemente

Wenn unser Körper im Gleichgewicht ist, unsere Organe harmonisch miteinander arbeiten, fließt die Energie kraftvoll und gleichmäßig von Element zu Element. Wir sind in unserer Mitte, nichts kann uns aus der Bahn werfen.

Doch nicht immer läuft es so harmonisch ab. Übermäßige Emotionen brauchen übermäßig Energie von dem einen oder anderen Element. Mangelhafte und unpassende Ernährung über einen langen Zeitraum hinweg zehrt an uns. Der Energiekreislauf der Elemente ist gestört. Ändern wir nichts an Emotionen und Ernährung, dann ‚hinkt' das System früher oder später. Wir werden anfällig für ‚Krankheiten' aller Art.

Am einfachsten pflegen wir unsere Elemente, indem wir uns bewusst ernähren. Die Ernährung nach den 5 Elementen oder die TCM-Ernährung bieten zahlreiche Anregungen, umzusteigen.

Zusätzlich achten wir darauf, dass wir nicht zu lange in einer bestimmten Emotion feststecken. Wir machen uns negative Betrachtensweisen und negative Denkweise bewusst und verändern diese langsam.

Dabei helfen uns unterschiedliche Formen der Arbeit mit dem Qi, z. B. Qi Gong, Tai Chi, Shiatsu, Tuina oder Meridiandehnungsübungen, bzw. Akupressur und Akupunktur.

Die Verbindung Mensch und Natur

Ganz zu letzt im Buch ‚Das heilende Tao' schreibt Autor Achim Eckert über unsere Lebensweise, wie wir nicht nur unserer eigenen Gesundheit, sondern auch unserer Erde schaden. Er schreibt dazu: „So wie die Menschen in der westlichen Welt mit ihrem Körper umgehen, geht die Menschheit als Ganzes mit unserer Erde um. Viele Menschen im Westen wissen nicht mehr, wie es sich anfühlt, im Körper zu sein, der Körper zu sein. Sie wissen nicht mehr, wie es ist, die Welt mit unzensurierten Sinne wahrzunehmen. Sie haben einen Körper, sie sind nicht der Körper. Sie verwechseln das Nachdenken über die Lebensprozesse – Wissenschaft und Bildung – mit den Lebensprozessen selbst.

Ebenso wie die westliche Medizin den Zivilisationskrankheiten und chronischen Zivilisationskrankheiten und chronischen Selbstzerstörungsprozessen weitgehend hilflos gegenüberstehen, Zeit sich große innere Ratlosigkeit und Entscheidungsschwäche, wenn es darum geht, das Waldsterben aufzuhalten oder die Atemluft in den Ballungszentren wieder genießbar zu machen. Unsere Gesellschaft steht Krebs, AIDS, Arteriosklerose, Diabetes, Polyarthritis, Allergien und den immer häufiger werdenden Hauterkrankungen ähnlich machtlos gegenüber wie der schleichenden Zerstörung der Flüsse und Wälder und des Bodens durch chemische Produkte, Schwermetalle und Radioaktivität. Wir sind nicht bei Sinnen, sonst würden wir längst revoltieren ...

... Es wird wieder wichtiger, Vertrauen zu gewinnen, wieder vertraut werden mit den Naturkräften, wieder vertraut zu werden im Umgang mit sich selbst und den anderen. Aus der Angst heraus kann man keinen Krebs besiegen. Es wird wieder wichtiger, uns mit den Grundbedürfnissen unseres Körpers wie unserer Seele zu beschäftigen, um eine Rückbestimmung auf Wesentliches zu ermöglichen."

Das Tao des Selbstmanagements (5)

Haben Sie schon einmal einen Bauer gesehen, der im Winter, bei Schnee sein Feld bestellte? Nein? – Natürlich nicht, weil ein Bauer gemeinsam mit der Natur lebt und arbeitet. Er bestellt sein Feld dann, wenn es besonders leicht geht. Und er erntet genau dann, wenn die Frucht reif ist und dazwischen wartet er, bis die Pflanze wächst und gedeiht. Er zieht nicht an ihr und treibt sie an, er wartet einfach.

Was das nun mit dem Selbstmanagement und dem Tao zu tun hat, möchte ich Ihnen im vorläufig letzten Teil unserer Tao-Serie vorstellen. Natürlich sind dabei eine Menge neuer Denkansätze, doch wie sagte Konfuzius treffend: ,Wer immer glücklich sein will, muss sich ständig verändern.'

Wenn wir unsere geschäftlichen Aktivitäten nach den Energien der Tages- und Jahreszeiten auslegen, dann werden wir nach spätestens einem Jahr verblüfft feststellen, dass wir mit viel weniger Energieeinsatz viel mehr umgesetzt haben. Und unsere Ernte größer ausfällt.

Wenn wir uns unseren Lebensphasen anpassen, die ähnlich dem Jahreszyklus sind, dann werden wir unser Leben einfacher und glücklicher leben. Wir schwimmen sozusagen mit dem Strom und machen uns die Wasserkraft zunutze, um schneller am Ziel zu sein.

Dieser Denkansatz kommt aus dem Tao, denn über die 5 Elementelehre der TCM erfahren wir viele der Zeitqualitäten.

Diesem Artikel möchte ich gerne das Buch ,Das Tao-Modell des Selbstmanagements' von Kay Hoffmann zugrunde legen, das mir bei vielen Phänomenen Bestätigung gab.

Das Tao-Modell

Finden Sie mit diesem Modell heraus, wie Sie Ihr Feld bestellen können, sodass Sie zu allen Jahreszeiten und in allen Phasen des Lebens das Richtige tun. Stellen Sie sich Fragen, die Sie weiter führen, und Sie nicht in Trotz, Stress oder Frust festhalten. Lassen Sie sich von den Antworten finden. Sie sind schon da, Sie müssen Sie nur selbst entdecken, um am eigenen Leibe ihre Qualitäten zu erleben.

Also statt der ewig gleichen (und zermürbenden) Fragen: Was soll den das? – Wer bin ich? – Wie komme ich eigentlich dazu? – fragen Sie sich ab jetzt und da jedes Mal aufs Neue:

> Was heißt das für mich?
> Wie geht es mir damit?
> Worauf kommt es mir an?

Der Unterschied bei diesen Fragen ist eindeutig, dass Sie bei der neuen Frageweise eine andere – nämlich aktive Position – im Lebensspiel einnehmen. Und wir alle möchten doch gerne aktiv unser Leben gestalten und nicht – scheinbar – von einem Näpfchen ins nächste stolpern.

Das Tao geht davon aus, dass wir uns alle ‚Näpfchen' (die guten, sowie die schlechten) selbst in der Vergangenheit gestaltet haben. Das zu verstehen ist eine Aufgabe, es zu akzeptieren und auf das eigene Leben anzuwenden eine viel Schwierigere.

Wenn wir also davon ausgehen, dass ich mir JETZT und in jeder Sekunde meines Lebens meine Zukunft selber gestalte, dann ist es doch nur logisch, wenn ich mir das JETZT und jede Sekunde so schön wie nur möglich mache. Also den Augenblick genieße. Der Ansatz geht dahin, dass jede, nicht genossene Minute eine vergeudete ist.

Jeder Gedanke und jede Tat beeinflusst mein zukünftiges Leben. Und daher sind auch alle Zukunftsprognosen niemals eine absolute Möglichkeit, sondern eine von vielen – eine, die aus dem jetzigen Moment geboren ist und in der nächsten Sekunde, bei der nächsten Tat oder dem nächsten Gedanken völlig verändert sein kann.

Arbeiten im Rhythmus der Jahreszeiten:
Das Tao geht immer von Phasen aus, so wie jede Jahreszeit ihre Phasen in sich trägt. Das Phasendenken geht davon aus, dass sich der Mensch in einem ständigen Veränderungsprozess befindet. Phasen in seinem Leben, Phasen innerhalb eines Jahres, sowie Phasen während eines Tages. Diese Veränderlichkeit ist die große Besonderheit – eine Besonderheit, die neben Unruhe und Verletzlichkeit auch Freiheit bedeutet.

Wer sich den Phasen anpasst, der erkennt, wann der richtige Zeitpunkt für die richtige Arbeit ist, der freut sich an den vielfältigen Möglichkeiten an Entscheidungswegen. Jede Phase hat ihren Sinn und ihre Aufgabe. Und verleiht Energie für die Durchführung.

Innerhalb eines Unternehmens, im freien Beruf oder im Haushalt gibt es unterschiedliches Arbeitsaufkommen. Da gibt es die Planung, das Investieren, die Inventur, die Ernüchterung, die Verarbeitung, die Buchführung, die Fantasie, den Anfang und das Ende.

Wie finden wir nun heraus, wann der richtige Zeitpunkt für welche Tätigkeit gekommen ist? Das geht am besten über das Gefühl. Es ist daher nützlich, die Gefühle zu kennen, die für die einzelnen Phasen typisch sind.

Ein Beispiel:
Die Herbstphase, die in der Natur eine Phase des Übergangs und Rückzugs bedeutet, wirkt sich im Business oft als Routine und Bürokratie, als Überbetonung der Struktur aus – oft ein Zeichen für den Anfang des Endes. Das Leben zieht sich zurück, die Hülse bleibt als schöne Form. Der Saft ist raus, etwas stagniert. Im Herbst herrscht oft Klarheit aufgrund von Ernüchterung, eine gewisse Kühle und Strenge, die es verbietet, sich heimisch zu fühlen.

Nachdem wir nun erkannt haben, dass das Unternehmen seinen Ende zustrebt, klammern wir uns nicht mehr an, lassen los, können es mit Eleganz beenden und mit Frische ein Neues starten.

Wenn wir die Phase ignorieren, uns anklammern, dann versuchen wir vielleicht, mit einem zusätzlichen Kredit noch Leben hineinzubringen – doch was haben wir damit erreicht? Das Ende verzögert, doch die Umstände erschwert.

Wellenreiten im Taofeld

Veränderungen vollziehen sich nach taoistischem Denken nach unveränderlichen Gesetzen. Das sind für gewöhnlich kleine, fast unmerkliche Dinge, die eine Veränderung ankündigen. Diese wird erst sichtbar, wenn sie einen gewissen Punkt erreicht hat. Dann hat sich die Wandlung aber schon vollzogen, ein Eingreifen verändert nur mehr minimal.

Ziel des Taos ist es, die Veränderung zu erkennen, ehe die Wandlung sich vollzogen hat, denn so lassen sich die Abläufe innerhalb der Phase besser lenken. Hier kann man die Weichen noch stellen und die Richtung festlegen.

Der Trick im Tao ist es überhaupt, weniger zu machen, sondern mehr lassen.

Da heißt es:
Neues zulassen
Sich darauf einlassen
Es gut sein lassen
Es wieder loslassen
Sich dem Prozess überlassen

Der Atem, das Leben, das Tao (6)

Qi, die Lebensenergie können wir auf vier unterschiedliche Arten „tanken". Da wäre einmal unsere Nahrung, der Schlaf, meditative Techniken, so auch Qi Gong, Tai Chi und dergleichen. Eine der größten Quellen aber ist die Quelle des Atems. Ohne Atem würde der stärkste unter uns nicht lange auf Erden weilen. Mit dem Atem bringen wir wertvolles Qi in unseren Körper. Atmen Sie bewusst tief ein und spüren Sie, wie sich Gesundheit, Vitalität und Lebensfreude in Ihnen aufbaut.

Wer tief atmet, tankt viel Energie. In Situationen von Stress oder Angst, versagt die tiefe Atmung, wir atmen flach, zu wenig (Sauerstoff) Qi strömt nach, unser Gehirn verliert dann als erstes an Leistungsfähigkeit. Viele Situationen im Geschäftsleben könnten besser verlaufen, wenn wir bewusst an unsere Atmung denken und bei Stress, Angst oder anderem Unangenehmen erst mal „tief einatmen".

Die alten Taoisten haben durch Naturbeobachtungen viele Gründe gefunden, Atemübungen zu praktizieren. Sie haben dann unterschiedliche Atemstile entwickelt.

Die wichtigsten Gründe sind:

> die richtige Atmung verbessert die Gesundheit
> sie führt auch eine gewisse geistige Frische, eine größere Bewusstwerdung herbei
> die Atmung ist ein Faktor des Austauschs mit der Umwelt und dem Universum und zeigt uns unsere wechselseitige Abhängigkeit.
> es besteht die Möglichkeit, sich bestimmte Atemprozesse bewusst zu machen, die im Normalzustand unbewusst bleiben.
> die Atmung und der Ablauf der emotionalen Reaktionen stehen in enger Beziehung miteinander, folglich ist der Atem eine Brücke zwischen unserem Gefühlsleben und unserem organischen Leben, der Atem scheint in direkter Beziehung zu der großen Leerheit, dem Wuji zu stehen und öffnet die Pforten der spirituellen Welt.

Die Lebensenergie mit dem Ziel der Heilung lenken

In den neueren Qigong-Schulen nimmt die Beherrschung der Atmung noch immer einen wichtigen Platz ein. Qigong ist dennoch ein neuerer Begriff, früher hat man diese Aktivitäten unter dem Namen „Daoyin" zusammengefasst: Die Lebensenergie mit dem Ziel der Heilung lenken.

Auf alten Jadetafeln, die aus dem 6. Jahrhundert v. Chr. stammen, kann man erkennen, dass die Übungen darauf abzielen, das Qi in der Körpermitte zu sammeln und zu verdichten, um es dann im ganzen Körper zu verteilen. Das wichtigste dabei ist immer, dass Qi im Fluss bleibt. Denken Sie an einen

Fluss, der durch eine Landschaft fließt. Solange das Wasser sich bewegt, wird der Fluss gesund bleiben, stagniert es jedoch, wird es brackig und kann leicht umkippen.

Das Qi, das im Körper nicht fließt, das sozusagen stagniert, gilt als Ursprung aller Krankheit. Steht das Qi still, dann ist der Organismus tot. Wenn Qi stagniert, dann führt das zu einer schlechten Verteilung im ganzen Körper. Da gibt es Stellen, wo zuviel Qi ist und andere, wo zu wenig davon ist. Das ist der Ursprung jeder Krankheit. Krebs, als eine der größten Krankheiten unserer Zeit, wird nach Ansicht der Taoisten eine sehr heftige langandauernde Qi-Stagnation hervorgerufen, die nach einem bestimmten Bewusstheitszustand ausgelöst worden ist.

Es daher durch Atmung und Bewegung in Fluss zu halten, sollte unser höchstes Ziel sein. Fließendes Qi hält unseren Geist ruhig und macht ihn klar. Stehen Sie also vor einer größeren Entscheidung, dann brauchen Sie einen klaren Geist. Atemübungen können ihnen helfen, Ihren Geist klar zu machen.

Atemtechniken
Es gibt so viele unterschiedliche Übungsstile und Atemtechniken im Tao, sie alle aufzulisten, würde Hallen füllen. Die wahren Traditionen werden immer noch mündlich weitergegeben. Im Wesentlichen geht es darum, den „wilden" Atem zu zähmen und ihn in den tiefen natürlichen Zustand zu lenken.

Probieren Sie es einmal aus.
Wenn Sie wieder mal in Stress geraten oder in eine Konfrontation mit einem Vorgesetzten oder Kunden. Ehe Sie irgendetwas tun, atmen Sie tief in Ihren Bauch. Blähen Sie ihn auf und stabilisieren Sie so zusätzlich Ihre „Mitte". (Mit einem Ballon Luft im Bauch kann man auch nicht leicht „abknicken"..) Dadurch werden Sie auch irgendwie größer, Ihre Stimme sicherer.
Und dann agieren Sie. Und beobachten Sie den Unterschied.

Ein Weg wird beschrieben:
Beobachten Sie den natürlichen Atem
Atmen Sie bewusst und bewirken Sie reinigende Ausdünstung durch den Mund.
Fordern Sie die Lebenskraft des Universums auf, Ihr Dantian (Energiefeld ca. in der Gegend unter dem Nabel) zu nähren.
(Achtung: Machen Sie diese Übung nicht, wenn Sie schwanger sind.)
Nehmen Sie wahr, wie Ihr Atem nur im inneren des Dantian zu existieren scheint.
Atmen Sie ruhig und tief und konzentrieren Sie sich dabei auf das Dantian

In alten Schriften gibt es sogar für jede Krankheit eine bestimmte Atmung sowie dazugehörige Körperhaltung. Es wird sozusagen wie eine

Kräutermedizin verordnet und sobald die Gesundheit wieder hergestellt ist, wird diese Übung abgebrochen.

All diese praktischen Dinge mögen uns aber nicht vergessen lassen, dass ursprünglich Atemübungen auf energetischem Ansatz gegründet waren: der natürliche Weg des Taos.

Das Tao in der Praxis (7)

Über das Tao habe ich in den letzten Ausgaben schon öfter geschrieben, soweit das überhaupt möglich ist. Denn:

Sobald man über das Tao etwas sagen kann, ist es schon wieder nicht mehr das Tao. (Laotse)

Das Tao ist so groß und unendlich, was kann dann ein kleiner Mensch schon darüber sagen?
Es ist dennoch ein System, das jedem, der sich tiefer mit ihm befasst, wahre Schätze zu liefern vermag. Über den ewigen Kreislauf des Taos vermögen wir zu erkennen, das nichts statisch ist. Weder Probleme in der Arbeit, noch Krankheit noch sonst etwas. Wir alle sind miteinander durch das gleiche Qi verbunden – wir bestehen aus dem gleichen Qi, wir s i n d alle eins. Nichts existiert getrennt voneinander.

Diesmal möchte ich Ihnen einige Beispiele aus der Praxis erzählen, damit Sie sich das Tao besser vorstellen können.

Der namenlose Raum heißt im Chinesischen Tao, seine Energie ist das Qi und seine Lebenskraft ist die Liebe. Sind wir also in einem Problem mit anderen ‚gefangen', dann können wir dieses am leichtesten lösen, wenn wir Gelassen bleiben. Gelassenheit ist das Rezept zu fast allen Problemen überhaupt. Gehen Sie zu stark in eine Emotion, dann sind Ihre Gedanken blockiert und obwohl Sie die Lösung schon in sich tragen, können Sie sie nicht erkennen.
Gelassen zu bleiben, auch wenn scheinbar der Hut brennt, muss geübt werden. Nichts geht dabei von heute auf morgen, doch das Universum (das Tao) unterstützt sich dabei.

Ein Beispiel:
Vor Jahren passierte mir folgendes:
8 Tage vor Erscheinen der Virtuellen (meiner damaligen Internetzeitung) – ich hatte die Ausgabe schon fertig im PC – und einen Tag, ehe ich für sieben Tage in den Skiurlaub fuhr, krachte mein PC. (Natürlich war keine Zeit mehr gewesen, eine Sicherungsdiskette zu erstellen ...)
Meine Aufregung können Sie sich sicherlich vorstellen. Mein PC-Mann kam am Abend vorbei, nahm den PC gleich mit (da ich ihn ja sowieso nicht brauchen würde im Skiurlaub) und versprach, ihn repariert bei mir wieder abzuliefern, sobald ich im Lande war.
Den Skiurlaub verbrachte ich relativ entspannt bis nervös – ich konnte es sowieso nicht ändern. Außerdem vertraute ich auf die Kenntnisse meines PC-Mannes.

Sobald ich wieder in Wien war, rief ich ihn an, er versprach noch am selben Abend den PC zu bringen. Doch schon nach einer Stunde rief er an, leider

sei das selbe Problem wieder aufgetreten, er müsse einen Teil austauschen, den hätte er zufällig zu Hause, er käme am nächsten Tag.
Die Zeit bis zum Erscheinungstermin der Virtuellen verrann nun furchtbar schnell. Die Daten waren zwar gesichert, doch noch war der PC nicht aufgesetzt. Am Morgen kam ich ins Büro, kein PC (der wurde erst im Laufe des Vormittags geliefert), ich ging im Kreis – natürlich traten dann auch noch andere Problemchen auf (alle hätten den PC gebraucht), es war zum Verzweifeln ... ich raufte mir schon die Haare.

Irgendwann überkam mich dann die Lösung in Form von Gelassenheit und Ruhe. Ich sah aus dem Fenster, die Sonne schien, ich erkannte, dass die Welt sich immer noch drehte und auch nicht untergehen würde, wenn die Virtuelle einen Tag später erschien.
Und mit dieser Erkenntnis, mit dem Eintreten in die Gelassenheit, lösten sich plötzlich wie durch Zauberhand alle Probleme nahezu von alleine, der PC wurde früher geliefert als ausgemacht, das Aufsetzen verlief reibungslos und die Virtuelle konnte gegen 14 Uhr ins Netz gehen.

Diesbezüglich hatte ich aber trotzdem noch viel zu lernen, denn gerade mit dem PC lässt sich das Tao scheinbar wunderbar erlernen – oder ist bei Ihnen der PC schon einmal dann krachen gegangen, wenn Sie genügend Zeit hatten für die Reparatur??

Mittlerweile erspare ich mir tatsächlich schon jegliche unnötige Aufregung, wie ich bei einigen anderen Test erkennen durfte – z. B. jene Situation, wo ich eine Stunde vor einem Termin auf einer Autobahnraststätte (20 Min von Graz entfernt) ohne Saft in meiner Autobatterie dastand ... Aber das ist eine andere Geschichte, bei der ich übrigens pünktlich zum Termin gekommen bis ...

Was Sie aus solchen Situationen alles erkennen können:
Das Tao (das Universum, Gott oder wie Sie diese Kraft um uns auch nennen möchten) bietet uns durch solche Situationen eine Fülle an Möglichkeiten, etwas zu lernen. Gelassen zu bleiben, wenn es hektisch wird, ist dabei nur eine Lerneinheit. In jeder Situation stecken noch weitere Botschaften, die Sie durch Beobachtung und das Annehmen der Situation entdecken können.

Der erste Schritt ist, dass Sie sich nicht fragen: „Warum immer ich(mir)?". Denn damit geben Sie das Aktive ab, gleiten Sie ins Passive hinüber, wo Sie nicht Herr der Situation sind. Doch (wie in der Sommerausgabe bei der Spiegelgesetz-Methode® von Christa Kössner beschrieben) wenn wir akzeptieren, dass wir selber es waren, die diese Situation kreiert haben, dann treten wir aus der Position des Passiven in die des aktiven Akteurs auf der Lebensbühne. Und als solcher können wir auch aktiv ins Geschehen eingreifen.

Im Falle des PC's wäre das erst einmal, lieber einmal öfter eine Sicherungs-Cd zu erstellen und einen Ersatz-PC anzuschaffen. Die nächsten

Botschaften liegen schon etwas tiefer verborgen, da könnte man sagen, eventuell soll mir die Situation sagen, dass ich meinen Arbeitsbereich nicht ausschließlich auf den PC konzentrieren soll, da die Arbeit vor dem PC das Erd- und das Metallelement schwächt.

Noch tiefer liegt dann verborgen, dass ich und die Virtuelle gegenüber der ganzen großen Welt nur unbedeutend kleine Energien sind und sich die Welt tatsächlich noch weiterdreht, auch wenn die Virtuellen einmal am 11. erscheint. Und als letzte Botschaft war dann noch die, dass Gelassenheit die beste Lösung für solche Probleme ist ...

Mit welchen Situationen Sie auch immer konfrontiert werden, fragen Sie sich, was Sie alles daraus lernen können und akzeptieren Sie auch, wenn es unangenehme Erkenntnisse sind. Manchmal erkennen wir nicht alles, das macht aber nichts, denn das Tao bietet uns ganz sicher wieder eine Möglichkeit, zu erkennen, was wir bisher noch nicht gesehen haben (sehen haben wollen). Solange, bis wir es endlich verstanden haben.

Das Tao des Erfolges (8)

Der Mensch im Tao lebt in vollkommener Gegenwart. Dadurch hat er auch keine Angst vor der Zukunft, da er weiß, dass sich die Zukunft immer aus der Gegenwart gebiert. Der Mensch im Tao lebt dadurch auch ruhiger – er strahlt Ruhe und Gelassenheit aus.

Das mag auf den ersten Blick nicht zum Thema Erfolg passen. Wir stellen uns erfolgreiche Menschen immer in Hast und Eile vor, von einem Termin zum anderen hetzend. Doch genau das ist ein Trugschluss. Wirklich erfolgreiche Menschen sind selten in hektischer Eile. Menschen, die mit dem Tao leben (und auch solche, die es versuchen!), sind in der Regel sehr erfolgreich.

Der Weg zum Erfolg
Wer sich mit den Lehren des Taos beschäftigt, kommt seinem innersten Kern täglich ein Stückchen näher. Allerdings verläuft dieser Weg nicht ohne Lehren. Was manche auch als Prüfungen beschreiben (ich mag das Wort Prüfung nicht, es hat irgendetwas Negatives vor mich ...), gilt im Tao als Möglichkeiten der Erkenntnis.

Erkenntnis in Bezug auf mich selber.
Der Weg zu mir (zum Tao) ist also der der ständigen Beobachtung – ich beobachte mich, ich beobachte das Leben. Ich versuche dabei, nicht zu werten. Denn was für den einen richtig ist, mag für den anderen falsch sein. Wer bin ich, dass ich hier wage zu urteilen?
Ich beurteile auch nicht mein Handeln in der Vergangenheit. Alles hatte und hat seinen Zweck und seinen Platz im Universum.

Durch die permanente Beobachtung durchschauen wir bald die Mechanismen des Lebens. Wir erkennen intuitiv, welche Dinge zu uns passen und welche nicht. Dadurch gelangen wir rascher zu ergiebigeren Entscheidungen, das bring uns eine höhere Arbeits- und Lebensqualität und Erfolg in allen Dingen, die wir tun.
So machen wir nicht nur einfach unseren Job, nein, wir nutzen unsere Arbeit als Möglichkeit, Erkenntnis zu erlangen.

Das Leben im Jetzt
Kinder tun es noch (wenn man sie lässt) – sie leben ganz im Jetzt. Die Versunkenheit des Augenblicks, wenn sie so sehr in ihre Tätigkeit vertieft waren, dass sie darüber die übrige Welt vergessen haben.

Uns Erwachsenen ist das vielleicht nicht mehr so leicht möglich, seit Jahrzehnten ist unser Verstand gewohnt, uns vom Hier und Jetzt durch unsere Gedanken abzuhalten. Gedankenmühlen, Gedankenströme, plappernde Gedanken – wer kennt sie nicht? Viele Übungen fernöstlichen Ursprungs haben nur das eine Ziel: die Gedanken zu stoppen und das reine köstliche erfrischende Nichts zu genießen.

Im Zen-Buddhismus sagt man:
Wenn du gehst, dann gehe.
Wenn du isst, dass esse.
Wenn du stehst, dann stehe,
und denke nicht dabei.

Probieren Sie da mal! Ist gar nicht so einfach, denn wir haben uns
angewöhnt, beim Essen schon an die Aufgaben des Nachmittags
nachzudenken und beim Heimfahren denken wir vielleicht über unser
Abendprogramm nach ... Das führ tatsächlich dazu, dass unsere Tage,
Wochen und Monate immer rascher und rascher dahinlaufen.

Ich kann mich ganz gut erinnern, da war es von Weihnachten bis
Weihnachten unendlich lange. Ich war damals vielleicht fünf sechs Jahre.
Und dann begann die Zeit zu laufen. Mit der Volksschule läuft sie schon
rascher, mit dem Gymnasium noch rascher und ist man dann einmal ins
Berufsleben eingetreten, dann ist es von Weihnachten bis Weihnachten nur
mehr ein Fingerschnippen.
Doch genauso rasch verfliegt unser ganzes Leben. Wie ein Fingerschnippen
und – hast du's nicht bemerkt – stehen wir am Ende dieses Lebens und
müssen erkennen, dass wir am eigentlichen Leben vorbeigelebt haben.

Permanente Beobachtung
Probieren Sie es gleich aus. Beim nächsten Urlaub oder noch besser, gleich
beim nächsten Wochenende, das liegt näher. Leben Sie bewusst, seinen Sie
mit Ihren Gedanken bei der Sache, was immer Sie tun. Genießen Sie jede
Tätigkeit mit all Ihren Sinnen. Betrachten Sie bewusst die Blumen am
Wegrand, die Bäume, die Wolken und den Himmel. Die Menschen, die
Straßen, die Autos. Ihre Schritte, Ihren Atem und das was Sie essen. Tun Sie
so, als müssten Sie alles bis ins kleinste Detail jemandem erzählen, darum
passen Sie besonders gut auf und nehmen alles mit allen Sinnen wahr.
Wenn Gedanken an das Morgen oder die Arbeit kommen, dann lassen Sie
sie gehen. Führen Sie Ihre Aufmerksamkeit immer wieder und wieder
geduldig (wie ein kleines Kind) an der Hand zurück zu Ihrer gerade jetzigen
Tätigkeit. Geben Sie sich Mühe, aber seinen Sie nicht allzu streng mit sich –
das Leben im Jetzt braucht Zeit, Geduld und vor allem eine große Menge
Liebe!

Wenn Sie dann nach dem Wochenende oder dem Urlaub rückblickend
darauf zurückschauen, dann werden Sie bemerken – diese Zeitspanne hat
für Sie subjektiv viel länger gedauert, als jedes andere Wochenende (Urlaub)
jemals zuvor!!

Die Konzentration auf seine Aufgabe zu lenken kann uns auch bei Arbeiten
helfen, die wir nicht gerne mögen oder vor der wir vielleicht sogar Angst
haben. Dadurch, dass wir uns bewusst in sie fallen lassen, verliert sie ihren

Schrecken ... eventuell erleben Sie ja dabei sogar eine positive Überraschung ...
Diese Übungen brauchen Zeit, langsam werden Sie jedoch bemerken, dass die ewigen Gedanken weniger werden. Sie finden innere Ruhe und Ihre Mitte. Daraus resultiert Freiheit und Souveränität. Und unser Denkwerkzeug wird wieder zu dem, zu dem es ursprünglich gemacht wurde: Als Erkenntniswerkzeug!

Wann immer Sie also im Stress versinken und Sie verzweifeln – lehnen Sie sich zurück, konzentrieren Sie sich vier Atemzüge lang auf Ihren Atem. Dadurch signalisieren Sie Ihrem Verstand, dass Sie jetzt bewusst arbeiten werden. Nun werden Sie zu Ihrem eigenen Beobachter und registrieren für die nächsten fünf (oder auch länger) Minuten, mit allen Sinnen, was auch immer Sie gerade tun. Spüren Sie den Sessel unter Ihrem Po, die Tischkante auf Ihren Ellenbogen, den Finger auf der Maus, achten Sie auf die vielen Geräusche in Ihrer Umgebung, vielleicht erkennt Ihr Ohr ja auch einen Vogel oder den Wind ...
Schnuppern Sie nach Gerüchen, nehmen Sie Ihr Herzklopfen wahr – sehen Sie zu, wie Ihre Hände über die Tastatur huschen ...
Sie werden dabei Ruhe finden, Zeit gewinnen und Inspiration tanken – so manche Entscheidung kann einem dabei einfach ‚in den Schoß' fallen.

Und dann?
Natürlich ist der Weg des Taos hier noch nicht zu Ende. Je öfter Sie sich mit allen Sinnen beobachten, desto häufiger werden Sie dies ganz automatisch tun. Sie werden auf teils veraltete Denkmuster kommen, die Ihnen im Hier und Jetzt hinderlich sind. Sie werden Teile von sich kennenlernen, die Ihnen unter Umständen unangenehm sind. Sie lernen alles, was Sie nicht mehr brauchen loszulassen und Platz für Neues zu schaffen ... Und das alles, ohne zu werten ...
Doch das ist ein anderes Kapitel.

Biografie Eva Laspas

1966 in Wien geboren, bereiste Eva Laspas in ihren Lehr- und Wanderjahren, fremde Länder abseits der Touristenpfade und lernte andere Kulturen kennen. Auf ihrem Weg „sammelte" sie Ausbildungen, die sie besonders interessierte und die sie 2000 zu einem großen Bild zusammenfasste.

Neben den Kontakten zu Menschen anderer Kulturkreisen und zahlreichen kaufmännischen Ausbildungen, prägten sie besonders die Ausbildung zur Drogistin, zur Dipl. Montessoripädagogin und zur Dipl. Ernährungsberaterin nach der TCM 5-Sinnesspezifisch.

Zahlreiche Weiterbildungen verstärkten die Idee, für Menschen etwas Einzigartiges zu erschaffen: Das intensives Erfreuen an unterschiedlichen Sinneswahrnehmungen führt zu einem freudigeren Tageserleben.

Resultierend daraus gründete sie im Jahr 2000 „Die Virtuelle" (erfolg für Körper, Geist, Seele und Beruf), damals eines der ersten Online – Monatszeitschriften, die sie 2009 dann verkaufte und die nunmehr unter dem Namen „Die goldene Zeitschrift" in dritter Generation einer jungen Mutter mit kleinen Kindern ein Einkommen beschert.

2001 gründete sie das „Empfehlungsnetzwerk" unter dem POOL der WKW. Daraus entwickelte sich 2003 die Veranstaltung „Festival der Sinne". Zeitgleich schloss sie 2003 die Ausbildung zur Dipl. TCM-Ernähungsberaterin mit Auszeichnung ab. Da viele Kundinnen sich mit den sehr komplexen Zusammenhängen der TCM schwertaten, schrieb Eva Laspas das Praxisbuch „Ernährung nach den 5 Elementen für Einsteiger" – ein Arbeitsbuch, wo die Zusammenhänge völlig logisch und klar entdeckt werden können. Das Buch hat über die Jahre viele hunderte Kundinnen erfreut und auch viele in TCM-Ausbildung stehende haben durch die Vereinfachung des Wissens den „Knoten" entwirrt, der sich dem Anfänger darbietet.

Weiters veröffentlicht Eva Laspas auch viele Artikel über unterschiedliche Lebensthemen im Informationsnetzwerk Festival der Sinne (online) und einmal im Jahr auch das Festival der Sinne-Journal (Print).

Literatur

Ernährung nach den 5 Elementen für Einsteiger
v. Eva Laspas, Verlag Laspas, ISBN 978-3-9501593-1-8

Tibetische Hausapotheke
Dr. Andrea Überall's, Oesch Verlag, ISBN 978-3-0350-3018-1

Entschlacken und Entgiften mit Ayurveda
Nicky Sitaram Sabins, Verlag MensSana, ISBN 978-3-426-87310-6

Furchtlosigkeit
Die sieben Prinzipien eines friedvollen Geistes, O.W. Barth eBook, v. Brenda Shoshanna

Asia Küche
Herausgeberin Susan Chow, Christian Verlag, ISBN 9783884727256

Dies Buch ist mehr als eine Rezeptsammlung asiatischer „Genüsse" – es ist eine Reise durch die inspirierende und aufregende Welt der asiatischen Küche, durch die Jahrtausende ... Sie finden Rezepte mit traditionellen Zutaten und Techniken, die über Generationen weitergegeben werden, aber auch Gerichte aus der modernen schnellen Küche mit zeitsparenden Zutaten aus dem Supermarkt.

Empfehlen möchte ich Ihnen dieses Buch aus diesem Grund, weil die asiatische Küche schon von Anbeginn an für die Gesunderhaltung des Menschen gedacht war. Viele der Gerichte sind sehr wohltuend für Körper, Geist und Seele, ohne explizit darauf einzugehen. Wir „WestlerInnen" neigen dazu, die Ernährung und die Lust am Essen in zwei Lager zu teilen – haben wir Genuss, dann ist es nicht gesund und wenn's gesund ist, dann fehlt oft der Genuss – so glauben wir. Hier werden wir beides finden – Genuss und Gesundheit ...
Viel Freude beim Kochen und Speisen! ;-)

Traditionelle chinesische Hausmittel
v. Lihua Wang, Mosaik bei Goldmann, ISBN 978-3-442-16907-8

Es war eine Mutter, die hatte vier Kinder
v. Karin Hofer, Verlag Norea Repro Druck, ISBN 3853120261

Ein Buch einer lieben TCM-Kollegin von mir heißt: „Es war eine Mutter, die hatte vier Kinder" nach dem Kinderlied. Es ist ein wirklich feines Kochbuch, das Ihnen eine bunte Vielfalt an (kindgerechten) Gerichten für die ganze Familie bietet. Liebevolle Bildgestaltung lassen uns das Wasser im Mund schon beim Durchblättern zusammen laufen.

Medizin und Alchemie

v. Heinz Klein, Zeitenwende, ISBN 3934291317

Gelassenheit, Das Leben im Tao
v. Albert Karl Wirth, Albertus Magnus Verlag, ISBN 3902287063

Gesundheit, Vitalität und langes Leben
v. Mantak Chia, Verlag Heyne, ISBN 3-453-87428-5

Das Tao der Frau
v. Maitreyi D. Piontek, Verlag Heyne, ISBN 3-453-16251-x

Das Tao der weiblichen Sexualität
v. Maitreyi D. Piontek, Verlag Heyne, ISBN 3-453-19794-1

Gesund leben nach dem chinesischen Kalender
von Susanne Hornfeck und Nelly Ma, dtv Verlag, ISBN 978-3-423-34437-1

Die Traditionelle Chinesische Medizin lehrt, dass der Mensch eingebettet ist
in den universellen Rhythmus des Jahreslaufes. Um sich Gesundheit und
Vitalität zu bewahren, sollte man auch in unseren Breiten im Einklang mit den
Jahreszeiten leben. Mit vielen Rezepten, Übungen und Tipps sowie
interessanten Beschreibungen von festen und kulturellen Handlungen in
China.

Das Tao-Handbuch
v. Gèrard Edde, Schneelöwe Verlag, ISBN 3893854932

Rücken-Probleme
von Horst Bielan, Heide Erlacher u. Raymund Pothmann, Karl F. Haug
Fachbuchverlag, ISBN 3-8304-2042-0

Die 5-Elemente-Küche für Schwangere und Stillende
von Dr. Claudia Nichterl, avBuch, ISBN 978-370402333-9

Das große Handbuch der Chinesischen Ernährungslehre
v. Manuela Heider de Jahnsen, Verlag Windpferd, ISBN 3893855114

Das Tao der Frau
v. Maitreyi D. Piontek, Verlag Heyne, ISBN 345316251x

Die Kunst des Gleichgewichts
v. Nina Adelmann, Haug Verlag, ISBN 3830422202

Die 5-Elemente-Küche zum Abnehmen
v. Dr. Claudia Nichterl, avBuch, ISBN 978-370402280-6

Wenn es ums „Abnehmen" geht, haben viele von uns schon einen weiten
Weg hinter sich. Durch Kuren, Diäten und Kasteiungen haben wir viele

Monate und Jahre unseres Lebens damit verbracht, unsere Energie zu schwächen, ganz besonders unter Mangelernährung leidet die Milz, die unter anderem dafür zuständig ist, unseren Feuchtigkeitshaushalt zu steuern, sprich in einfachen Worten: dafür sorgt, dass Wasser nicht eingelagert, sondern ausgeschieden wird.

So wundert es uns vielleicht nicht mehr, dass wir trotz aller Kuren und Diäten am Ende doch mit Übergewicht dastehen. Da wir durch übermäßigen Energieverbrauch und Mangelernährung über Jahre dazu gekommen sind, müssen wir dieses Manko nun durch hochwertige Nahrungsmittel und diätethisch ausgewogene Mahlzeigen über einen längeren Zeitraum hinweg ausgleichen. Hier ist die TCM-Ernährung ausgezeichnet wirksam: Nicht nur, dass sie keine „Diät" ist, sondern ein neues Lebenskonzept, bietet sie auch individuelle Ernährungsmöglichkeiten – so individuelle jeder Mensch eben ist!

Es freut mich nun ganz besonders, dass Claudia sich dieses Themas angenommen hat und gemeinsam mit dem avVerlag ein weiteres wunderbares Buch auf den Markt gebracht habe, das ich allen (und nicht nur denjenigen, die Abnehmen möchten) nur wärmstens ans Herz legen kann!

Das Tao der Liebe, Tao-Weisheiten für erfüllte Beziehungen
v. Amir und Samira Ahler, Edition Metania, ISBN 3-89906818-1

Das Tao der Sexualität
v. Dr. Med. Stephen T. Chang, Heyne Verlag, ISBN 3-453-18065-8

Das heilende Tao
Achim Eckert, Verlag Herman Bauer, ISBN 3762608695

Das Tao-Modell des Selbstmanagements
v. Kay Hoffmann, Bacopa Verlag, ISBN 3-901618-13-9

Links

Gesellschaft für Ernährung nach den 5 Elementen
(TCM-ErnährungsberaterInnen in Österreich und Deutschland)
www.tcm-ernaehrung.at

Schlossberginstitut für neue Gesundheitsberufe GmbH (unter anderem
Ausbildung zum/r TCM-ErnährungsberaterIn)
www.schlossberginstitut.at

TCM-Ernährungsberatung Eva Laspas
Wien 22
www.laspas.at

www.we-care.at
Dr. Michaela Rabl, Gynäkologin

www.festival-der-sinne.at
Das Informationsnetzwerk für Ihre Gesundheitsvorsorge,
Gesundheitswochen

www.festivaldersinne-journal.at
Das Journal für mehr Wissen rund um die fünf Sinne.

Downloadbereich:

Liste "Wirkung der Nahrungsmittel": www.laspas.at/buch/nahrungsmittel.pdf